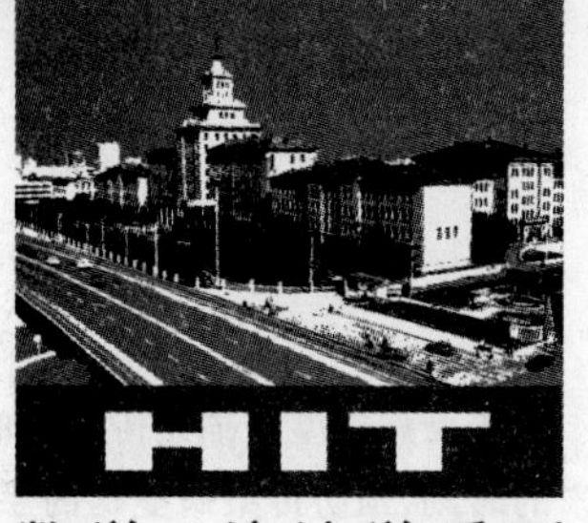

数学·统计学系列

Lévy噪音驱动的传染病模型的动力学行为

Dynamics of Epidemic Model Driven by Lévy Noise

张向华 著

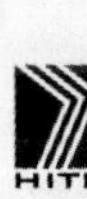

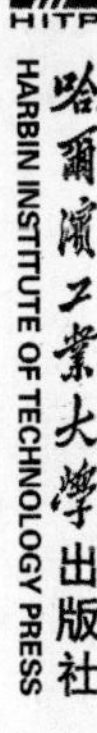

大家书系

内容简介

传染病模型是描述传染病的传播过程，分析受感染人数的变化规律，预报传染病高潮到来的时刻，预防传染病蔓延的手段之一。本书主要应用 Lyapunov 方法，带跳的 Itô 公式等随机分析的知识，研究了几类带 Lévy 噪音的随机传染病模型。

本书适合对随机微分方程感兴趣的研究生同学和教师，也适用于相关领域(如生物学，传染病的防治等)的教师与科研人员参考。

图书在版编目(CIP)数据

Lévy 噪音驱动的传染病模型的动力学行为/张向华著. —哈尔滨:哈尔滨工业大学出版社，2016.5

ISBN 978-7-5603-5925-0

Ⅰ. ①L… Ⅱ. ①张… Ⅲ. ①传染病学-研究 Ⅳ. ①R51

中国版本图书馆 CIP 数据核字(2016)第 062172 号

策划编辑　刘培杰　张永芹
责任编辑　张永芹　李　欣
封面设计　孙茵艾
出版发行　哈尔滨工业大学出版社
社　　址　哈尔滨市南岗区复华四道街 10 号　邮编 150006
传　　真　0451-86414749
网　　址　http://hitpress.hit.edu.cn
印　　刷　哈尔滨市工大节能印刷厂
开　　本　787mm×1092mm　1/16　印张 9.5　字数 178 千字
版　　次　2016 年 5 月第 1 版　2016 年 5 月第 1 次印刷
书　　号　ISBN 978-7-5603-5925-0
定　　价　48.00 元

前　言

以数学模型作为主要工具研究生物学和生态学的问题，能使人们更加全面、深刻、系统的认识和研究生物的发展和变化规律。进而使生物数学和数学生态学这种数学与生物学的交叉学科得到了长足的发展。刚开始的时候，人们总假设生物种群数量足够大，再基于大数定律，系统的行为呈现出比较平稳的统计学规律，把系统近似的看成确定性的，进而建立起了确定性模型。好处是使问题大大简化，方便研究。但是在现实中随机因素的干扰无处不在，而且有些干扰是不能忽略的，特别是对系统干扰比较大的随机因素。比如说飓风、地震、海啸、赤潮等对环境和生物种群的影响。据我所知，目前国内外研究这方面的专著还非常少。本书也只是就生物数学的一个方面介绍一下本人的一些工作。

人们一直都很重视传染病的预防与控制，因为它一旦失控，轻则危及人的生命，重则影响种族延续和国家的存亡。传染病的防控不仅是公共卫生问题，更是公共安全问题，不仅应该从医学角度研究，还要从疾病传播规律角度入手来预防和控制其传播。目前，对像 SARS 、埃博拉、禽流感等具高致病性的特大型传染病，人们还缺乏对其的认识和了解，找不到能有效对抗此类疾病的药物。在这种情况下，研究其传播规律，通过人为干预来切断疾病的传播途径就显得尤为重要。通过建立数学模型来研究此类疾病的传播规律不失为一个行之有效的办法。

为了更加准确地刻画具有危害性大、传播速度快、对种群生态系统破坏严重等特点的疾病的传播规律，本书采用了带有 Lévy 跳噪音的随机模型。具体研究工作如下：

本书主要应用 Lyapunov 方法，带跳的 Itô 公式等随机分析的知识研究了几类带 Lévy 跳噪音的随机传染病模型。用它们描述那种具有危害性大、传播速度快、对种群生态系统破坏严重等特点的大型疫病的传播规律，并得出几类疾病传播的动力学性质，这些模型有很好的应用价值。本书的研究内容分为五章：

1. 第1章为预备知识，共分三个部分。分别介绍了研究背景、研究现状和阅读本书所需的预备知识。

2. 第2章研究带 Lévy 跳的 SIR 模型。在这一章通过两种干扰方式得到两个不同的随机模型，利用随机分析的知识和 Lyapunov 方法对这两个模型进行分析。首先证明第一个模型解过程的全局正性，并在此基础上进一步证明带 Lévy 跳系统的解过程在均值意义下的稳定性。找到在随机干扰不太大的情况下，随机带跳的 SIR 系统的解轨道与其确定性系统之间的关系。然后结合数值模拟给出实际背景的解释。其次，在 $R_0 > 1$ 情况下，研究在另外一种干扰方式下系统平衡点的随机稳定性。

3. 第3章研究带 Lévy 跳的随机 SEIR 模型。为了更加准确地刻画由医疗事故等原因所引起的带有潜伏期的疾病的大范围传播问题，本章采取两种方式对确定性系统进行干扰。在第一种随机扰动下，利用 Lyapunov 函数和带跳的 Itô 公式证明该系统正解的全局性和在时间平均意义下解的稳定性。找到带有 Lévy 跳的 SEIR 模型与其对应的确定性模型的关系，给出传染病灭绝和持续传播的充分条件。在另一种扰动下，利用随机分析的知识和 Lyapunov 方法证明该系统的正平衡点是随机稳定的，给出了传染病持续传播的充分条件。并通过数值仿真进一步验证定理的结论。

4. 在第4章中研究了 Lévy 噪音驱动的艾滋病传播模型。用它描述由吸毒、医疗事故等原因所造成的艾滋病大范围传播的问题。模型根据患者的个体差异对被感染人群进行分类。利用 Lyapunov 函数和 Itô 公式等工具分析由确定性模型成比例的加入 Lévy 噪音干扰后所得到的模型。证明了在这种扰动方式下系统解的全局正性；在此基础上证明其正解在时间平均意义下的稳定性。给出在随机干扰强度不太大的情况下，艾滋病灭绝和持续传播的条件。另外，通过围绕原系统的流行病平衡点加入 Lévy 跳干扰，从而得到另一个模型，通过分析找到流行病平衡点随机稳定的充分条件，并给出数值仿真。

5. 在第5章研究了大型网络病毒的传播问题，提出了随机带跳的 SIRS 网络病毒传播模型，用来研究传播速度快、影响范围广、造成的损失大等特点的网络病毒传播。依然是通过两种方式的干扰来得到随机模型，在第一种干扰下得到了其解过程的全局正性，并在此基础上进一步证明带 Lévy 跳系统的解过程在均值意义下的稳定性。并且在 $R_0 > 1$ 情况下，研究了另外一种干扰方式下系统平衡点的随机稳定性。

最后，感谢我的导师王克先生在本书编写时的悉心指导和无私帮助。还要感谢李文学、吕敬亮、刘蒙、邹晓玲、邱宏、吴瑞华、张新红和张春梅、秦文娣、郭英等老师对本书的支持和帮助。感谢黑龙江省自然科学基金(A201420)对本书的支持。感谢哈尔滨工业大学出版社对本书的支持。

限于作者的水平，书中的纰漏和不足之处在所难免，恳请读者和专家们不吝赐教。

张向华

2016年1月

目 录

第 1 章 预备知识

1.1 研究背景

种群生态学是研究一定条件下的种群或群落的数量、动态以及和环境之间关系的学科。研究种群生态学方法和手段有很多，其中通过实验观测，建立数学模型来研究种群的性质、预测种群的未来就是其最为重要的研究手法之一。它是从研究人口统计学开始的。Lotka-Volterra 模型（1925年）的建立标志着种群生态学进入了快速发展的阶段。流行病学就是其重要的组成部分之一。把传染病比作人类的天敌是一点也不为过的，对于人类来说，每次传染病的暴发都会酿成巨大的灾祸，它给人们带来的痛苦远远大于世界大战的影响。例如下面谈到的几种疾病。

14 世纪欧洲大约有一半的人死于鼠疫，在鼠疫流行的高峰期每日有一万多人死亡。在16世纪，美洲大陆上大约有1亿左右的印第安人居住，但由于天花的暴发，在一百年内，土著人的人口骤减为五百多万。此外，还有 1918年流感，短短几个月就导致了2 000 万人死亡，这场瘟疫蔓延全球，一年内死亡人数超过7 000 万。肺结核也是长期困扰人类的重大疾病之一，甚至可以在木乃伊里找到肺结核病菌的存在证据。肺结核于 17 到 19 世纪在欧洲和美洲大流行，导致了大约九分之一的人口死于此疾病。即便是在医学昌明的今天，每年感染这种疾病的人仍然在 700 万以上，死亡率高达百分之二十五。类似于肺结核这么悠久的传染病还有霍乱。霍乱是随人类的商业活动蔓延开来的，先后六次在中国、日本以及欧洲等许多国家大暴发，致使几百万人丧命。霍乱之所以流行的主要原因之一是水的严重污染导致的。随着人类卫生和医疗条件的改善，霍乱终于被消灭了。但是在20世纪 60 年代又有一种新型霍乱在全球范围内暴发。直至20世纪 90 年代，已经有 30 多万人感染过这种新型霍乱，4 000多名患者死亡。疟疾俗称“打摆子”，是一种常见的传染病。在中外很多医书和古籍上都记载了疟疾惊人的破坏力。疟疾是通过蚊虫的叮咬传染给人类的，所以在野外工作或是卫生条件差的地方比较容易流行。20世纪初，美国政府修建巴拿马运河之时，在所有的26 000名工人之中有21 000人感染了此病。特别是在战争时期疟疾更容易暴发。美国南北战争时期曾经有一百三十多万人感染过疟疾，死亡人数数以万计。在两次世界大战期间，各参战国因患疟疾死亡士兵也是不计其数，仅美国在南太平洋的部队就有六十多万士兵死亡。二战后，美国一直想彻底根除疟疾。他们通过大规模的杀蚊，全民预防蚊虫滋生。随后美国人宣布，他们已经成功根除了疟疾。随之的行动是消灭全世界的疟疾。但是，由于抗药性蚊虫的出现，人类的努力宣告失败。时至今日，全球很多地方的人们依然饱受疟疾之苦，还有一些国家和地区也没有参加到清除疟疾的行动之中，尤其是居住在非洲撒哈拉沙漠以南的广大区域的人们，每年都有数以亿计的人感染疟疾，而死亡人数也是高达百万之众。即便是像美国这样发达的国家，每年仍有数千人感染此病，同时也有少数患者死亡。在20世纪中后期又有一种新的致命性疾病把人类推向了另一场灾难，它的名字就是艾滋病，又名“获得性免疫缺陷综合症”。艾滋病病毒主要是通过血液、体液等互相传播的。因此，性交、输血、共用某些医疗器械（被污染过的）等都可能会感染上艾滋病。特别是在不发达国家就更为严重，现在已经有近3 000万人因患艾滋病而丧失生命。到目前为止，全世界尚有大约3 500万的HIV携带者。由于AIDS的潜伏期很长，一般在几年内都不会发病，而他本人也很有可能并不知道自己已经是HIV携带者，就这样在大家都不知情的情况下使得AIDS得以不停的传播。仅2007年一年，全球就有200多万因感染艾滋病而死去的人。时至今日我们还没有一种能够有效治愈AIDS的药物，所以目前还只能依靠开展关于AIDS的宣传和教育活动，来减缓AIDS传播。从2008年UNAIDS发布的AIDS疫情报告来看，AIDS的新发感染病例从2001年的300万直降至2007年的270万，但是AIDS的新发感染率在中、俄、德、英、澳等国家还在上升。全世界目前感染AIDS的人数已经超过3 300万，平均每天增加7 500例，这说明AIDS仍然在全球范围内蔓延。除此之外，还有麻风、黄热病、斑疹伤寒、白喉、梅毒、脊髓灰质炎、狂犬病等数十种疾病都长期困扰着人类，严重威胁到人类的健康。

中华民族从古至今也饱尝过各种瘟疫之苦，以往血的教训让我们铭记于心。因此，现在党和政府对传染病的防治工作是高度重视的，对各类传染病，特别是危害大、影响面广的传染病进行监控，采取各种预防措施和治疗方法，如接种育苗，宣传教育、开发新药、研究新的治疗方法等。这使得很多自古以来人们谈之色变的传染病相继灭绝或是濒临灭绝。在政府和人民共同努力下，人们终于得到了期盼已久的安宁。可是好景不长，随着经济全球化进程的不断推进，世界各地往来人员越来越频繁，给人们创造巨大财富的同时也使气候、环境、生态资源等遭到严重破坏。这些为传染病的传播提供了有利的条件，一些濒临灭绝的传染病再次抬头并开始肆虐，同时还有一些新发和变异的传染病也不断蔓延。在世界卫生组织的《1996 年世界卫生报告》中指出：“我们正处于一场传染性疾病全球危机的边缘，没有哪一个国家可以免受其害，也没有哪一个国家可以对此高枕无忧。”

2001 之后，正当人们为全球经济的飞速发展而欢呼雀跃之时，一场巨大的灾祸正悄无声息的向人类走来。随着 2002 年 11 月第一例 SARS 患者在我国被确诊，在不到半年的时间里疫情已经蔓延到全球的 30 多个国家和地区，波及之广，影响之大，令人难以想象。所幸之事是在全世界人民的共同努力下，最终控制了疫情，在 8 096 患者之中仅有 774 死亡，其他人全部脱离了危险。人类还没有完全从 SARS 的阴影中走出来时又有一场席卷全球的灾难降临了人间——H5N1 型高致病性禽流感。由于是人类与人类、禽类与禽类、人类与禽类之间的交差传染，不像 SARS 那样只需把病患隔离就可以了，尤其是候鸟迁徙之时短则几千公里，多则上万公里，实在难以控制。而且这种病毒还在不断变异，相继出现了 H7N1，H9N2，H7N9 等形式的禽流感病毒，其中以 H7N9 最为严重，同时重创了人畜两界，给我们带来了巨大的损失。

由此可见，不论是古代还是现代传染病的预防与控制问题一直都是举世瞩目的公共卫生问题和公共安全问题，一旦失控就会危及到全世界人们生命安全，同时也会给国家和人民造成巨大的经济损失。特别是对新发的传染病缺乏认识，很难提出及时有效的措施进行应对，容易引起公众的恐慌和造成社会动荡。进入21世纪以来，我国相继出台了《中华人民共和国突发事件应对法》《国家突发公共事件总体应急预案》《中华人民共和国传染病防治法》《中华人民共和国传染病防治法实施办法》和《突发公共卫生事件应急条例》等一系列政策法规。使得我们在应对突发性公共安全和公共卫生事件有法可依、有据可循，这样政府和各个事业团体能够有的放矢的应对紧急事件，提高他们应对的效率和能力。

传染病特别是类似于SARS、禽流感这样具有高致病性的传染病是典型的突发性公共卫生事件，如果不及时采取应对措施就会给患者的生命带来极大的危害；不仅如此，它可以在人群之中、人畜之间或是动物之间快速的相互传播，引起大流行。一旦暴发，局面就会难以控制，严重危害人类生命和财产安全，还会危及到社会和经济的发展，甚至是破坏社会的正常运行，造成巨大危害。应该如何控制疫情的传播，如何治愈疾病，如何避免疫情反复暴发？这一系列的问题都摆在了全世界各国人民的面前。

从传染病出现到传播需要病因、宿主和环境三个基本要素。要想了解传染病的传播规律必须弄清以下两个问题：一个是病因与宿主之间的关系，当然还有病毒（病菌）、宿主所处的自然环境，这属于自然层面的原因；另一个是社会层面原因，即宿主的社会关系如何，处于何种社会地位、日常生活方式怎样，当然还会与宿主所处的社会环境有关，其中包括政策法规等方面的因素。因此，研究传染病的传播就是在研究一个复杂大系统问题。显然只从从医学角度入手，从细胞到基因排列的研究，进而得到治疗方法和疫苗是不够的。因为它的滞后性太长，诸如关于AIDS、禽流感等的研究，至今也没有什么有效的方法。所以不能只从医学角度研究传染病的传播，我们还需要研究传染病的传播规律，这样才能在疫情暴发之时，及时有效的提出防控措施。这就需要对传染病传播的动力学进行定量的理论分析，利用数学模型来研究传染病的传播规律是一个切实可行的方法。

早在20世纪研究种群生态学之时，就已经有很多人将微积分方程方面的一些新理论、新方法应用于其中，并取得了举世瞩目的成绩。2004年，Stewart 在《Science》中发表“科学的下一个浪潮——生物数学”的文章，指出在21世纪生物数学是最有发展潜力的学科之一。

一般情况下人们在建立数学模型研究生物学问题时，总是假设种群的数量很大，基于大数定律，种群系统会出现一个相对稳定的出生率和死亡率，呈现出一个平稳的统计学规律。这样得到的模型都是确定性的，优点是可以把复杂系统简单化，有利于进行理论研究和分析，同时也符合人们认识事物的规律性；缺点是当外界干扰较大时，种群数目可能会明显减少，大数定律不再适用，确定性模型也就不再准确了。比如在 2003 年 SARS 暴发之后，为了进一步研究该病的传播规律，Lipsitch 和 Riley 等人在《Science》上分别发表了两篇利用数学模型研究 SARS 的论文，但却由于基本再生数与实际值偏差太大，而导致结果很不理想。这主要是因为受到了很多随机因素的影响。其实随机干扰是广泛的存在于现实世界之中的，只不过有时的干扰太小，使得它不足以影响整个系统发生变化，所以常常被人们所忽略。但在大多数时候是不能不考虑随机干扰的影响的，就像疾病传播过程中的时间、气候、空间、环境等不确定因素。特别是当环境噪音很大时，像地震、海啸、飓风、瘟疫等大规模自然灾害，如果忽略掉了随机噪音就会使模型不准确，甚至是出现错误。所以为了能够更加客观的描述现实世界和事物，就必须把随机因素考虑进去。基于这样的背景，本文提出了带有随机跳干扰和白噪音干扰的传染病模型，研究传染病大规模传播规律，为传染病的防控工作提供一些理论依据。

1.2 研究现状

关于随机种群模型的研究早在 20 世纪 60 年代就开始了，近些年来已经有一些学者把随机因素引入到确定性模型中，进而研究环境噪声对于生物种群模型性质的影响。在六七十年代， Arnold，Ludwig，Cohen 等人就曾经提出环境噪声对系统是有影响的，它可以使原本稳定的系统变得不再稳定，也可以使系统不再存在平稳解。

进入 21 世纪以来，随机生物数学得到了空前的发展。刘蒙和王克等人对随机的以及带跳的随机 Logistic 模型和 Lotka-Volterra 模型进行了讨论，并且得到了相应的动力学性质。他们还对带跳的捕食者-食饵系统进行了初步的讨论。同时也讨论了随机互惠模型和种群在环境污染情况下的持久性与灭绝性的阈值等性质。

2014 年，邹晓玲、吕敬亮等人先后研究了随机环境下保护区模型，带有转移的 Logistic 模型的最优捕获问题，由 Lévy 过程驱动的 Logistic 模型的动力学行为，随机种群的人口模型评价和关于带跳跃的随机模型的数值模拟等，他们不但在理论方面做出了贡献，而且为带跳的随机模型的数值模拟提供了理论依据。

在 2013 和 2014 年，张新红和王克分别讨论了由 Lévy 噪音驱动的 Gilpin-Ayala 模型和随机带跳的 Gilpin-Ayala 互惠模型，得到了种群灭绝和持久的充分条件。蒋达清和夏裴炎通过研究非自治随机互惠系统，得到了该系统的持久性和非持久性。

2014 年，吴瑞华、邹晓玲等人讨论了带跳的随机 Logistic 系统和有三种噪声同时驱动的 Logistic 系统，得到了种群灭绝和持久的充分条件。

2013 年，李文学、王克等人研究了带有无穷时滞随机沃尔泰拉积分微分方程并得到了相应的导数公式。

在2013 和 2014 年，张春梅、李文学等人分别应用图论和 Lyapunov 方法讨论了带有马尔可夫转换的随机 Cohen-Grossberg 神经网络的有界性，随机时滞耦合控制系统的有界性和稳定性条件。

以上是国内外关于随机生物数学方面近期的一些著作，下面介绍国内外有关流行病模型的发展概况。

从 Kermack 和 McKendrick 在 1927 年共同创立了 SIR 流行病模型

$$\begin{cases} \dfrac{\mathrm{d}S(t)}{\mathrm{d}t} = -\alpha S(t)I(t) \\ \dfrac{\mathrm{d}I(t)}{\mathrm{d}t} = \alpha S(t)I(t) - \gamma I(t) \\ \dfrac{\mathrm{d}R(t)}{\mathrm{d}t} = \gamma I(t) \end{cases} \tag{1-1}$$

开始，关于传染病的动力学研究就进入了定量分析的时代。随着问题深入，人们开始研究一些由 SIR 模型演化而来的模型，如模型

$$
\begin{cases}
\frac{dS(t)}{dt} = \Lambda - \beta S(t)I(t) - \mu S(t) \\
\frac{dI(t)}{dt} = \beta S(t)I(t) - (\mu + \varepsilon + \gamma)I(t) \\
\frac{dR(t)}{dt} = \gamma I(t) - \mu R(t)
\end{cases} \tag{1-2}
$$

人们得到了该模型解的全局性质。吴建华和 Chalub，Fabio， Souza 以及张太雷、滕志东指出了 SIRS 模型

$$
\begin{cases}
\frac{dS(t)}{dt} = N - \mu S(t) - \beta S(t)I(t) + \delta R(t) \\
\frac{dI(t)}{dt} = \beta S(t)I(t) - (\mu + \gamma)I(t) \\
\frac{dR(t)}{dt} = \gamma I(t) - (\mu + \delta)R(t)
\end{cases} \tag{1-3}
$$

的稳定性，持久性和灭绝性。此外，张太雷、滕志东等人讨论了具时滞的 SIRS 模型的动力学行为。Nakata, Yukihiko, Kuniya, Toshikazu 研究了周期环境下 SEIRS 模型的渐近稳定性。

Huang, Liu, Takeuchi 在 2012 年利用 Lyapunov 函数讨论了带年龄结构的艾滋病毒传播模型

$$
\begin{cases}
\frac{dT(t)}{dt} = s - dI(t) - kT(t)V(t) \\
\frac{\partial i(a,t)}{\partial t} + \frac{\partial i(a,t)}{\partial a} = -\delta(a)i(a,t) \\
\frac{dV(t)}{dt} = \int_0^\infty p(a)i(a,t)a - cV(t) \\
i(0,t) = kT(t)V(t) \\
T(0) = T_0 \\
i(a,t) = i_s(a) \\
V(0) = V_s
\end{cases} \tag{1-4}
$$

的全局稳定性。

Guo，Li，Shuai 等人证明了多群体的 SIR 模型

$$
\begin{cases}
\frac{dS_k(t)}{dt} = \Lambda_k - \sum_{j=1}^{n} \beta_{kj} S_k(t)I_j(t) - d_k^s S_k(t) \\
\frac{dI_k(t)}{dt} = \sum_{j=1}^{n} \beta_{kj} S_k(t)I_j(t) - (d_k^I + \varepsilon_k + \gamma_k)I(t) \\
\frac{dR_k(t)}{dt} = \gamma_k I_k(t) - d_k^R R_k(t)
\end{cases} \tag{1-5}
$$

的无病平衡点和地方病平衡点的全局稳定性。

Georgescu 和 Zhang 给出来更一般的模型 (1-6) 的无病平衡点和地方病平衡点的稳定性条件

$$\begin{cases}\frac{dS(t)}{dt}=n(S)-c(S)f(I)\\ \frac{dI(t)}{dt}=c(S)f(I)-c_1\varphi(I)+k_1\gamma(R)\\ \frac{dR(t)}{dt}=c_2\varphi(I)-k_2\gamma(R)\end{cases} \tag{1-6}$$

2012 年， Sahu, Dhar对临时免疫的饱和发病率的 SVEIS 模型进行了分析，并且得到了一些稳定性的结果。次年，原三领和李学志等得到了接种育苗的 SVIR 模型的全局稳定性

$$\begin{cases}\frac{dS(t)}{dt} &= \Lambda-\beta S(t)I(t)-(\mu+\psi)S(t)+\gamma I(t)+T(I(t))\\ &\quad+\int_0^{\infty}\alpha(\theta)\nu(\theta,t)d\theta\\ \frac{dI(t)}{dt} &= \beta S(t)I(t)-(\mu+\gamma)I(t)-T(I(t))\\ \frac{\partial\nu(\theta,t)}{\partial t} &+ \frac{\partial\nu(\theta,t)}{\partial\theta}=-(\alpha(\theta)+\mu)\nu(\theta,t)\\ \nu(0,t) &= \psi S(t)\\ S(0) &= S_0\\ I(0) &= I_0\\ \nu(\theta,0) &= \nu(\theta)\in L_+^1(0,+\infty)\end{cases} \tag{1-7}$$

Li，Wang 研究了模型 (1-8), 得到了体内抗逆转录病毒治疗艾滋病感染数学模型的向后分支。他们研究了艾滋病毒模型的全局动力学性质，以及模型在不同参数干扰下的分支

$$\begin{cases}\dot{T}=s-\alpha T+\tau_1T\left(1-\frac{T+T^*}{T_m}\right)-KVT\\ \dot{T}^*=\alpha KVT-\beta T^*+\tau_2T^*\left(1-\frac{T+T^*}{T_m}\right)\\ \dot{V}=N\beta T^*-\epsilon V\end{cases} \tag{1-8}$$

2013 年， Denphedtnong 和 Chinviriyasit 研究了模型 (1-9), 得到了两个区域之间传染病灭绝的阈值。文章指出交通因素可以影响疾病的暴发，建立并分析了两个区域的 SEIRS 流行病模型，找到了流行病学阈值。如果基本再生数小于 1, 则无病平衡点是局部渐近稳定的。因此，疾病可以从该地区根除。如果基本再生数大于 1, 则存在一个地方病平衡点是局部渐近稳定的。这意味着这种疾病将持续下去，结果表明，地区之间的交通将会改变

传染病动力学性质，它使在每个孤立的地区将会灭绝的传染病重新持续下去

$$
\begin{cases}
\frac{dS_1}{dt} = a - bS_1 - \frac{\beta S_1 I_1}{N_1} + \alpha_2 R_1 - \alpha_1 S_1 + \alpha_1 S_2 - \frac{\gamma\alpha_1 S_2 I_2}{N_2} \\
\frac{dE_1}{dt} = \frac{\beta S_1 I_1}{N_1} - (b + c + \alpha_1)E_1 + \alpha_1 E_2 + \frac{\gamma\alpha_1 S_2 I_2}{N_2} \\
\frac{dI_1}{dt} = CE_1 - (e + d + \alpha_1)I_1 + \alpha_1 I_2 \\
\frac{dR_1}{dt} = dI_1 - (b + \alpha_1 + \alpha_2)R_1 + \alpha_1 R_2 \\
\frac{dS_2}{dt} = a - bS_2 - \frac{\beta S_2 I_2}{N_2} + \alpha_2 R_2 - \alpha_1 S_2 + \alpha_1 S_1 - \frac{\gamma\alpha_1 S_1 I_1}{N_1} \\
\frac{dE_2}{dt} = \frac{\beta S_2 I_2}{N_2} - (b + c + \alpha_1)E_2 + \alpha_1 E_1 + \frac{\gamma\alpha_1 S_1 I_1}{N_1} \\
\frac{dI_2}{dt} = CE_2 - (e + d + \alpha_1)I_2 + \alpha_1 I_1 \\
\frac{dR_2}{dt} = dI_2 - (b + \alpha_1 + \alpha_2)R_2 + \alpha_1 R_1
\end{cases}
\tag{1-9}
$$

2014年，薛亚奎、刘茂省等讨论了多群体 SEI 模型 (1-10) 的全局稳定性

$$
\begin{cases}
\frac{dS_i}{dt} = \gamma_i B - \mu_i S_i - \lambda_i S_i, \ \ i = 1, 2, \ldots, n \\
\frac{dE_j}{dt} = \sum_i^n q_{ij}\lambda_i S_i - d_j E_j + \gamma_j E_j, \ \ j = 1, 2, \ldots, n \\
\frac{dI_j}{dt} = \gamma_j E_j - k_j I_j
\end{cases}
\tag{1-10}
$$

Safi, Gumel 等人于 2011 年和 2013 年先后研究了具时滞的隔离模型和带处理的有年龄结构 SEIR 流行病模型的动力学性质。

Blyuss，Lashari 等人先后对疟疾传染病模型的稳定性，分支等进行了研究。Lashari 和 Zaman 在 2012年讨论了基孔肯雅病的预防、治疗和最优控制问题。2014 年，Kupferschmidt 提出了用埃博拉传染病模型评估埃博拉病毒的传播与控制问题，并给出了建立模型的方法。

以上所提到的各个模型是近年关于确定性传染病模型的最新研究，这些专家和学者对传染病的研究为人类抵御和控制疾病做出了不可磨灭的贡献。但他们在建立传染病模型时都是基于大数定律，从而忽略了随机因素。这样做的确把问题简化了，为研究带来了方便。但是在现实中疾病的传播是具有极大随机性的，这就导致了在很多情况下确定性模型在反应实际情况时不够准确，所以需要建立带有随机干扰的模型来进一步研究疾病的传播问题。近年，国内外有很多学者开始关注带有随机干扰的传染病模型，而且取得了较好的成果。

在2007年，Dalal，Greenhalgh, Mao 讨论了使用避孕套的随机艾滋病模型，得到了无病平衡点是依概率局部指数稳定和 p 阶矩指数稳定的，次年他们又考虑了带有随机干扰的 HIV-1 模型。Beretta 等人研究了一个具时滞的随机模型

$$\begin{cases} dX(t) = \left(-\beta X(t)\int_0^r u(\tau)Y(t-\tau)d\tau - \theta S(t) + b\right)dt \\ \qquad +\delta_1(X(t)-X^*)\,dB_1(t) \\ dY(t) = \left(\beta X(t)\int_0^r u(\tau)I(t-\tau)d\tau - (\eta+\lambda)Y(t)\right)dt \\ \qquad +\delta_2(Y(t)-Y^*)\,dB_2(t) \\ dZ(t) = (\lambda Y(t) - \gamma Z(t))\,dt + \delta_3(Z(t)-Z^*)\,dB_3(t) \end{cases} \tag{1-11}$$

他们对系统进行了不同方式的扰动，从而得到了不同的随机模型，并得到了相应的动力学性质。这些结果表明：随机干扰可以改变系统的稳定性，可以使原本持久的物种变为灭绝的。

蒋达清、于佳佳等人在 2011 年讨论了随机 SIR 模型

$$\begin{cases} dX(t) = (a - \beta X(t)Y(t) - \mu X(t))\,dt \\ \qquad +\sigma_1 X(t)dW_1(t) \\ dY(t) = (\beta X(t)Y(t) - (\mu+\varepsilon+\gamma)\,Y(t))\,dt \\ \qquad +\sigma_2 Y(t)dW_2(t) \\ dZ(t) = (\gamma Y(t) - \mu Z(t))\,dt + \sigma_3 Z(t)dW_3(t) \end{cases} \tag{1-12}$$

正解的全局存在性以及解在均值意义下的渐近稳定性。模型

$$\begin{cases} dS(t) = \left(\mu A - \mu S(t) - \sum_{j=1}^{n}\beta_j I_j(t)S(t)\right)dt \\ \qquad +\sigma_1 S(t)dW_1(t) \\ dI_k(t) = \left(p_k\sum_{j=1}^{n}\beta_j I_j(t)S(t) - (\mu+\gamma_k)I_k(t)\right)dt \\ \qquad +\sigma_{k+1}I_k(t)dW_{k+1}(t) \\ dR(t) = \left(\sum_{j=1}^{n}\gamma_j I_j(t) - \delta R(t)\right)dt + \theta_{n+2}R(t)dW_{n+2}(t) \\ k = 1,2,\ldots,n \end{cases} \tag{1-13}$$

和模型

$$
\begin{cases}
\mathrm{d}S(t) &= (\mu A-\mu S(t)-\sum\limits_{j=1}^{n}\beta_j I_j(t)S(t))\mathrm{d}t \\
&\quad +\sigma_1(S(t)-S^*)\mathrm{d}W_1(t) \\
\mathrm{d}I_k(t) &= (p_k\sum\limits_{j=1}^{n}\beta_j I_j(t)S(t)-(\mu+\gamma_k)I_k(t))\mathrm{d}t \\
&\quad +\sigma_{k+1}(I_k(t)-I_k^*)\mathrm{d}W_{k+1}(t) \\
\mathrm{d}R(t) &= (\sum\limits_{j=1}^{n}\gamma_j I_j(t)-\delta R(t))\mathrm{d}t+\sigma_{n+2}(R(t)-R^*)\mathrm{d}W_{n+2}(t) \\
&\quad k=1,2,\ldots,n
\end{cases}
\tag{1-14}
$$

是蒋达清和季春燕于 2010 年讨论的模型。他们介绍了随机的 S-DI-R 模型的稳定性，得到了随机微分方程正解的全局存在性，以及在均值意义下解的稳定性等。季春燕和蒋达清等人还在 2011 年研究了多群体的随机 SIR 模型 (1-15) 的性质

$$
\begin{cases}
\mathrm{d}X_k(t) &= \left(A_k-\sum\limits_{j=1}^{n}\beta_{kj}X_k(t)Y_j(t)-\mu_k^X X_k(t)\right)\mathrm{d}t \\
&\quad -\sigma_k X_k(t)Y_k(t)\mathrm{d}W_{1k}(t) \\
\mathrm{d}Y_k(t) &= \left(\sum\limits_{j=1}^{n}\beta_{kj}X_k(t)Y_j(t)-(\mu_k^Y+\varepsilon_k+\gamma_k)Y_k(t)\right)\mathrm{d}t \\
&\quad +\sigma_k X_k(t)Y_k(t)\mathrm{d}W_{2k}(t) \\
\mathrm{d}Z_k(t) &= \left(\gamma_k Y_k(t)-\mu_k^Z Z_k(t)\right)\mathrm{d}t \\
&\quad k=1,2,\ldots,n
\end{cases}
\tag{1-15}
$$

2012 年蒋达清等人讨论了带随机干扰的双群体传染病模型的稳定性。

$$
\begin{cases}
\mathrm{d}X_k(t) &= (A_k-\sum\limits_{j=1}^{n}\beta_{kj}X_k(t)Y_j(t)-\mu_k^X X_k(t))\mathrm{d}t \\
&\quad -\sigma_k X_k(t)\mathrm{d}W_{1k}(t) \\
\mathrm{d}Y_k(t) &= (\sum\limits_{j=1}^{n}\beta_{kj}X_k(t)Y_j(t)-(\mu_k^Y+\varepsilon_k+\gamma_k)Y_k(t))\mathrm{d}t \\
&\quad -\alpha_k Y_k(t)\mathrm{d}W_{2k}(t) \\
\mathrm{d}Z_k(t) &= (\gamma_k Y_k(t)-\mu_k^Z Z_k(t))\mathrm{d}t-\beta_k Z_k(t)\mathrm{d}W_{3k}(t) \\
&\quad k=1,2,\ldots,n
\end{cases}
\tag{1-16}
$$

2012 年蒋达清、苑成军等研究了模型 (1-17) 的随机渐近稳定性

$$
\begin{cases}
dX_{1k}(t) &= \left[(1-p_k)A_k - \left(\mu_k^{X_1}+\theta_k\right)X_{1k}(t) - \sum\limits_{j=1}^{n}\beta_{kj}X_{1k}(t)X_{2j}(t)\right]dt \\
&\quad +\sigma_{1k}\left(X_{1k}(t)-X_{1k}^*(t)\right)dW_{1k}(t) \\
dX_{2k}(t) &= \left(\sum\limits_{j=1}^{n}\beta_{kj}X_{1k}(t)X_{2j}(t) - \left(\mu_k^{X_2}+\varepsilon_k+\gamma_k\right)X_{2k}(t)\right)dt \\
&\quad +\sigma_{2k}\left(X_{2k}(t)-X_{2k}^*(t)\right)dW_{2k}(t) \\
dX_{3k}(t) &= \left(p_kA_k+\theta_kX_{1k}(t)+\gamma_kX_{2k}(t)-\mu_k^{X_3}X_{3k}(t)\right)dt \\
&\quad +\sigma_{3k}\left(X_{3k}(t)-X_{3k}^*(t)\right)dW_{3k}(t),\quad k=1,2,\ldots,n
\end{cases} \tag{1-17}
$$

杨青山和毛学荣于 2013 年讨论了随机多群体 SEIR 模型

$$
\begin{cases}
dX_{1k}(t) &= (A_k-\mu_k^{X_1}X_{1k}(t)-\sum\limits_{j=1}^{n}\beta_{kj}X_{1k}(t)X_{2j}(t))dt \\
&\quad +\sigma_{1k}(X_{1k}(t)-X_{1k}^*(t))dW_{1k}(t) \\
dX_{2k}(t) &= (\sum\limits_{j=1}^{n}\beta_{kj}X_{1k}(t)X_{2j}(t)-(\mu_k^{Y}+\epsilon_k+\gamma_k)X_{2k}(t))dt \\
&\quad +\sigma_{2k}(X_{2k}(t)-X_{2k}^*(t))dW_{2k}(t) \\
dX_{3k}(t) &= (\epsilon_kX_{2k}(t)-(\mu_k^{X_3}+\gamma_k)X_{3k}(t))dt+\sigma_{3k}(X_{3k}(t) \\
&\quad -X_{3k}^*(t))dW_{3k}(t) \\
dX_{4k}(t) &= (\gamma_kX_{3k}(t)-(\mu_k^{X_4}+\delta_k)X_{4k}(t))dt+\sigma_{4k}(X_{4k}(t) \\
&\quad -X_{4k}^*(t))dW_{4k}(t),\quad k=1,2,\ldots,n
\end{cases} \tag{1-18}
$$

流行病灭绝和复发的条件。给出了系统随机渐近稳定性的充分条件，而且还给出了数值仿真来支持它的结果。

杨青山和蒋达清等探讨了带有饱和发病率的随机 SIR 模型

$$
\begin{cases}
dX(t) = \left(a-\frac{\beta X(t)Y(t)}{1+\alpha Y(t)}-\mu^XX(t)\right)dt+\delta_1X(t)dW_1(t) \\
dY(t) = \left(\frac{\beta X(t)Y(t)}{1+\alpha Y(t)}-(\mu^Y+\varepsilon+\gamma)Y(t)\right)dt+\delta_2Y(t)dW_2(t) \\
dZ(t) = (\gamma Y(t)-\mu^ZZ(t))dt+\delta_3Z(t)dW_3(t)
\end{cases} \tag{1-19}
$$

和随机 SEIR 模型

$$
\begin{cases}
dX_1(t) = \left(a-\frac{\beta X_1(t)X_2(t)}{1+\alpha X_2(t)}-\mu^{X_1}X_1(t)\right)dt+\delta_1X_1(t)dW_1(t) \\
dX_2(t) = \left(\frac{\beta X_1(t)X_2(t)}{1+\alpha X_2(t)}-(\mu^{X_2}+\theta)X_2(t)\right)dt+\delta_2X_2(t)dW_2(t) \\
dX_3(t) = \left(\theta X_2(t)-\left(\mu^{X_3}+\varepsilon+\gamma\right)X_3(t)\right)dt+\delta_3X_3(t)dW_3(t) \\
dX_4(t) = \left(\gamma X_3(t)-\mu^{X_4}X_4(t)\right)dt+\delta_4X_4(t)dW_4(t)
\end{cases} \tag{1-20}
$$

的遍历性和灭绝性。文章对这两个随机系统的长时间行为进行了研究。主要是利用 Lyapunov 函数方法指出在一定条件下，该模型的解在 $R_0 > 1$ 时的遍历性质，指数稳定性。最后通过数值模拟验证了他们的结论。

刘蒙、王克等讨论了具时滞的 SEIR 双群体随机模型

$$\begin{cases} \mathrm{d}S_k(t) = \left(A_k - \sum_{j=1}^{2}\beta_{kj}S_k(t)\int_0^{+\infty}h_j(s)E_j(t-s)\mathrm{d}s - \mu_k^S S_k(t)\right)\mathrm{d}t \\ \qquad -\sigma_{1k}\left(S_k(t)-S_k^*\right)\mathrm{d}W_{1k}(t) \\ \mathrm{d}E_k(t) = \left(\sum_{j=1}^{2}\beta_{kj}S_k(t)\int_0^{+\infty}h_j(s)E_j(t-s)\mathrm{d}s - \left(\mu_k^E+\varepsilon_k\right)E_k(t)\right)\mathrm{d}t \\ \qquad -\sigma_{2k}(E_k(t)-E_k^*)\mathrm{d}W_{2k}(t) \\ \mathrm{d}I_k(t) = \left(\varepsilon_k E_k(t) - \left(\mu_k^I+\gamma_k\right)I_k(t)\right)\mathrm{d}t - \sigma_3 k(I_k(t)-I_k^*)\mathrm{d}W_{3k}(t), \\ \mathrm{d}R_k(t) = \left(\gamma_k R_k(t) - \mu_k^R R_k(t)\right)\mathrm{d}t - \sigma_4 k(R_k(t)-R_k^*)\mathrm{d}W_{4k}(t) \end{cases} \tag{1-21}$$

的随机渐近稳定性，文章提出了带有无限时滞的随机模型。给出了系统随机渐近稳定的充分条件，而且还给出了数值仿真来支持他们的结果。

Gray 和 Greenhalgh 等人于 2011 年得到了随机 SIS 系统 (1-22) 的全局正解以及持久性和灭绝性的条件

$$\begin{cases} \mathrm{d}S(t) = (\mu N - \mu S(t) - \beta S(t)I(t) + \gamma I(t))\,\mathrm{d}t \\ \qquad -\sigma S(t)I(t)\mathrm{d}B(t) \\ \mathrm{d}I(t) = (\beta S(t)I(t) - (\mu+\gamma)I(t))\,\mathrm{d}t \\ \qquad +\sigma S(t)I(t)\mathrm{d}B(t) \end{cases} \tag{1-22}$$

Lahrouz 和 Settati 研究了带转换扩散项的 SIS 流行病模型 (1-23) 的渐近性质，建立了不同种群间疾病灭绝和持久的条件

$$\begin{cases} \frac{\mathrm{d}S(t)}{\mathrm{d}t} = \left(b_r N - \mu_r S(t) - \beta_r\frac{S(t)I(t)}{N} + \gamma_r I(t)\right)\mathrm{d}t \\ \qquad -\frac{S(t)I(t)}{N}\sum_i^n \sigma_r^i\mathrm{d}B_i(t) \\ \frac{\mathrm{d}I(t)}{\mathrm{d}t} = \left(\beta_r\frac{S(t)I(t)}{N} - (\mu_r+\varepsilon_r+\gamma_r)I(t)\right)\mathrm{d}t \\ \qquad +\frac{S(t)I(t)}{N}\sum_i^n \sigma_r^i\mathrm{d}B_i(t) - I(t)\sum_i^n \alpha_r^i\mathrm{d}B_i(t) \end{cases} \tag{1-23}$$

路秋英在 2009 年研究了带随机扰动 SIRS 系统的稳定性。Lahrouz 和

Omari 在 2011 年讨论了具有非线性发病率的随机 SIRS 传染病模型 (1-24) 的全局性质，在 2013 年又得到了随机 SIRS 传染病模型 (1-24) 的灭绝和平稳分布的条件

$$\begin{cases} \mathrm{d}S(t) &= \left((1-p)b - \frac{\beta S(t)I(t)}{\psi(I(t))} - \mu_1 S(t) + \gamma R(t)\right)\mathrm{d}t \\ &\quad +\delta_1 S(t)\mathrm{d}W_1(t) - \delta_4 \frac{S(t)I(t)}{\psi(I(t))}\mathrm{d}W_4(t) \\ \mathrm{d}I(t) &= \left(\frac{\beta S(t)I(t)}{\psi(I(t))} - (\mu_2+\alpha)I(t)\right)\mathrm{d}t - \delta_2 I(t)\mathrm{d}W_2(t) \\ &\quad +\delta_4 \frac{S(t)I(t)}{\psi(I(t))}\mathrm{d}W_4(t) \\ \mathrm{d}Z(t) &= (bp + \alpha I(t) - (\mu_3+\gamma)R(t))\mathrm{d}t + \delta_3 R(t)\mathrm{d}W_3(t) \end{cases} \tag{1-24}$$

赵建东和韩志霞探讨了带转移的 SIRS 模型

$$\begin{cases} \mathrm{d}X_1(t) &= (a_{r(t)} - \beta_{r(t)}X_1(t)X_2(t) - \mu_{r(t)}X_1(t) + \delta_{r(t)}X_3(t))\mathrm{d}t \\ &\quad -\sigma_{r(t)}X_1(t)X_2(t)\mathrm{d}B(t) \\ \mathrm{d}X_2(t) &= (\beta_{r(t)}X_1(t)X_2(t) - (\mu_{r(t)} + \gamma_{r(t)})X_2(t))\mathrm{d}t \\ &\quad +\sigma_{r(t)}X_1(t)X_2(t)\mathrm{d}B(t) \\ \mathrm{d}X_3(t) &= (\gamma_{r(t)}X_2(t) - (\mu_{r(t)} + \delta_{r(t)})X_3(t))\mathrm{d}t \end{cases} \tag{1-25}$$

该模型考虑了环境噪声，他们得到了白噪声可以抑制模型解的爆炸和模型的无病平衡点在某些条件下是随机渐近稳定的。此外，还得到了该模型是随机最终有界和解在时间平均意义下是有界的。

Lahrouz 和 Settati于 2014 年发表了随机 SIRS 系统

$$\begin{cases} \mathrm{d}S(t) = (\mu - \mu S(t) - \beta S(t)I(t) + \gamma R(t))\mathrm{d}t - \sigma S(t)I(t)\mathrm{d}B(t) \\ \mathrm{d}I(t) = (\beta S(t)I(t) - (\mu+\lambda)I(t)) + \mathrm{d}t + \sigma S(t)I(t)\mathrm{d}B(t) \\ \mathrm{d}R(t) = (\lambda I(t) - (\mu+\gamma)R(t))\mathrm{d}t \end{cases} \tag{1-26}$$

的灭绝性和持久性的充分和必要条件。

2012 年， Santonja 和 Shaikhet 分析了随机具时滞的肥胖症模型，在 2014 年他们又进一步做了随机具时滞的肥胖流行病模型 (1-27) 的依概率稳定性分析

$$
\begin{cases}
\dot{N}(t) &= \mu N_0 - \mu N(t) - \beta N(t)\int_0^\infty (1 - N(t-s))\mathrm{d}K(s) \\
&\quad +\rho S(t) + \sigma_1(N(t) - N^*)\dot{w}(t) \\
\dot{S}(t) &= \mu S_0 + \beta N(t)\int_0^\infty (1 - N(t-s))\mathrm{d}K(s) \\
&\quad -(\rho + \mu + \gamma)S(t) + \varepsilon(1 - N(t) - S(t)) \\
&\quad +\sigma_2(S(t) - S^*)\dot{w}(t)
\end{cases}
\tag{1-27}
$$

David 和 Ake 使用鞅方法对马尔萨斯随机流行病模型 (1-28) 进行了研究

$$
\begin{cases}
g_n(t) = \left(\frac{1-N_n(t-)}{n}\right)^{-1} \\
M_n(t) = \int_0^t g_n(s)(\mathrm{d}N_n(s) - \alpha\lambda_n(s)\mathrm{d}s) \\
M_n(t) = \int_0^t g_n^2(s)\mathrm{d}N(s)
\end{cases}
\tag{1-28}
$$

Dang 于 2014 年得到了马尔可夫转换的随机微分方程随机渐近稳定的充分条件。

2014 年， Pandey 和 Atkins 等人提出了在社区之间利用随机埃博拉病毒传播模型对控制策略的有效性进行评估。

1.3 预备知识

设 $(\Omega, \mathfrak{F}, P)$ 是完备的概率空间，且 $\{\mathfrak{F}_t\}_{t\geq 0}$ 是一个σ–代数族，它满足通常条件:

(i) $\mathfrak{F}_s \subset \mathfrak{F}_t$; $0 \leq s \leq t$, (ii) $\mathfrak{F}_{t+} = \cap_{h>0}\mathfrak{F}_{t+h}$。

记 $\mathbb{R}_+ := (0, +\infty)$, $\mathbb{R}_+^n = \{x : x_i \in \mathbb{R}_+, 1 \leq i \leq n\}$。

对于任意的实数 a, b，记 $a \vee b = \max\{a, b\}$，$a \wedge b = \min\{a, b\}$.

η 是 $\mathfrak{F}_t$–停时是指对于任意的 $t \geq 0$，都有 $\{\eta(\omega) \leq t\} \in \mathfrak{F}_t$。

过程 x_t 是 $\mathfrak{F}_t$–适应是指对于每一个 $t \geq 0$, x_t 是 $\mathfrak{F}_t$–可测的。

$\mathbb{R}^d$–值的过程 $\{x_t\}_{t\geq 0}$ 是可测的是指 $(t, \omega) \in [0, +\infty) \times \Omega \to x_t(\omega) \in \mathbb{R}^d$。

$\mathcal{P}$–可测是指在 $[0, +\infty) \times \Omega$ 上所有可测的左连续 $\mathfrak{F}_t$– 适应的过程所构成的最小 σ–代数。

过程 $\{x_t\}_{t\geq 0}$ 称为可料的是指映射

$$
(t, \omega) \in [0, +\infty) \times \Omega \to x_t(\omega) \in \mathbb{R}^d
$$

是 $\mathcal{P}/\mathcal{B}(\mathbb{R}^d)-$ 可测的。

设 $(Z,\mathcal{B}_Z)$ 是可测空间，$D_p\subset(0,\infty)$ 是可列集，映射 $p:D_p\to Z$ 称为 Z 上的一个点函数

$N_p((0,t]\times U,\omega)=N_{p(\omega)}((0,t]\times U)=\sharp\{s\in D_p: s\le t, p(s,\omega)\in U\},\forall t>0,U\in\mathcal{B}_Z$

如果 $N_p((0,t]\times U,\omega)$ 是 $(\mathcal{B}((0,\infty))\times\mathcal{B}_Z\times\Omega)$ 上的随机测度，那么 p 是一个随机点过程。如果 $N_p((0,t]\times U,\omega)$ 是 $(\mathcal{B}((0,\infty))\times\mathcal{B}_Z\times\Omega)$ 上的泊松随机测度，那么 p 是一个泊松点过程。对于泊松点过程 p 来说，$n(\mathrm{d}t\mathrm{d}z)=E(N(\mathrm{d}t\mathrm{d}z))$ 是 p 的强度测度，它满足 $n(\mathrm{d}t\mathrm{d}z)=\pi(\mathrm{d}z)\mathrm{d}t$ 其中 $\pi(\mathrm{d}z)$ 是 Z 上的测度，$Z\subset(0,+\infty)$，那么 p 是一个平稳的泊松点过程，$\pi(\mathrm{d}x)$ 是 p 的特征测度。

我们定义 $\Gamma_p=\{U\in\mathcal{B}_Z: EN_p(t,U)<\infty\ \forall t>0\}$. 对于$U\in\Gamma_p$, $N_p(t,U)$ 的 Doob-Meyer's 分解如下

$$N_p(t,U)=\tilde{N}_p(t,U)+\hat{N}_p(t,U)$$

其中 $\tilde{N}(t,U)$ 是 $\mathfrak{F}_t-$适应的鞅，$\hat{N}(t,U)$ 是 $N(t,U)$ 补偿测度，$N(t,U)$ 是泊松随机测度。

一个点过程 p 是 (QL) 类的是指：$N_p(t,U)$ 的 D-M 分解中对于 $\forall U\in\Gamma_p$，$\hat{N}_p(t,U)$ 关于 t 是连续的；并且对于任意给定的 $t\ge0$ $\hat{N}_p(t,U)$ 在 $(Z,\mathcal{B}_Z)$ 上是$\sigma-$有限的，$P-$ a.s.。把 (QL) 类的 $\mathfrak{F}_t-$点过程分为以下四类：

1) 用 $\mathcal{F}_p$ 表示函数 $f(t,x,\omega)$ 是 $\mathfrak{F}_t-$可料的，并且使得对任意的 $t>0$ 有$\int_0^{t+}\int_Z|f(s,x,\omega)|N_p(\mathrm{d}s,\mathrm{d}z)<\infty$, a.s. 成立的集合。

2) 用 $\mathcal{F}_p^1$ 表示函数 $f(t,x,\omega)$ 是 $\mathfrak{F}_t-$可料的，并且使得对任意的 $t>0$ 有$E\int_0^{t+}\int_Z|f(s,x,\omega)|\hat{N}_p(\mathrm{d}s,\mathrm{d}z)<\infty$. 成立的集合。

3) 用 $\mathcal{F}_p^2$ 表示函数 $f(t,x,\omega)$ 是 $\mathfrak{F}_t-$可料的，并且使得对任意的 $t>0$ 有$E\int_0^{t+}\int_Z|f(s,x,\omega)|^2\hat{N}_p(\mathrm{d}s,\mathrm{d}z)<\infty$. 成立的集合。

4) 用 $\mathcal{F}_p^{2,loc}$ 表示函数 $f(t,x,\omega)$ 是 $\mathfrak{F}_t-$可料的，并且存在 $\eta_n\uparrow\infty$, a.s. , η_n 是停时，使得 $I_{[[0,\eta_n]]}(t)f(t,x,\omega)\in\mathcal{F}_p^2,\forall n=1,2,\cdots$ 成立集合。

令 $\mathcal{M}^2=\{\{m_t\}_{t\ge0}:\forall t>0,E|m_t|^2<\infty,m_0=0\}$,其中 m_t 是鞅。令 $\mathcal{M}^{2,loc}$ 表示局部平方可积鞅。$\mathcal{M}^{2,loc,c}$ 表示局部平方可积鞅，并且有 $|M(s)|<C,s\in[0,t]$.

令 $F(X,t)\in C^{2,1}(\mathbb{R}^d\times\mathbb{R}_+,\mathbb{R}),X=(x_1,x_2,\cdots,x_d)^T$

$$F_t(X,t)=\frac{\partial F(X,t)}{\partial t}$$

$$F_X(X,t)=\Big(\frac{\partial F(X,t)}{\partial x_1},\frac{\partial F(X,t)}{\partial x_2},\cdots,\frac{\partial F(X,t)}{\partial x_d}\Big)$$

$$F_{xx}(x,t)=\begin{pmatrix}\frac{\partial^2 F(X,t)}{\partial x_1\partial x_1} & \cdots & \frac{\partial^2 F(x,t)}{\partial x_1\partial x_d}\\ \vdots & & \vdots\\ \frac{\partial^2 F(X,t)}{\partial x_d\partial x_1} & \cdots & \frac{\partial^2 F(X,t)}{\partial x_d\partial x_d}\end{pmatrix}$$

考虑带跳的半鞅

$$\begin{aligned}x_t=\ & x_0+A_t+M_t+\int_0^{t+}\int_Z|f(s,x,\omega)|N_p(\mathrm{d}s,\mathrm{d}z)\\ &+\int_0^{t+}\int_Z|g(s,x,\omega)|\tilde{N}_p(\mathrm{d}s,\mathrm{d}z)\end{aligned}$$

其中 $x_0\in\mathfrak{F}_0$，$\{A_t\}_{t\geq 0}$ 是连续有界变差的 $\mathfrak{F}_t$–适应过程，且 $A_0=0$. $\{M_t\}_{t\geq 0}\in\mathcal{M}^{2,loc,c}$. p 是 (QL) 类中的 $\mathfrak{F}_t$–点过程，$f\in\mathcal{F}_p$，$g\in\mathcal{F}_p^{2,loc}$,并且 $f(s,x,\omega)g(s,x,\omega)=0$. 我们给出对于带跳的半鞅的 Itô 公式。

引理 1.1 (带跳的Itô公式) 如果 $F(X)\in C^2(\mathbb{R})$,那么

$$\begin{aligned}F(x_t)-F(x_0)=&\int_0^t F'(x_s)\mathrm{d}A_s+\int_0^t F'(x_s)\mathrm{d}M_s+\frac{1}{2}\int_0^t F''(x_s)\mathrm{d}<M>_s\\ &+\int_0^{t+}\int_z\Big[F(x_{s-}+g(s,x,\omega))-F(x_{s-})-F'(x_{s-})g(s,x,\omega)\Big]\hat{N}_p(\mathrm{d}s,\mathrm{d}z)\\ &+\int_0^{t+}\int_z[F(x_{s-}+f(s,x,\omega))-F(x_{s-})]N_p(\mathrm{d}s,\mathrm{d}z)\\ &+\int_0^{t+}\int_z[F(x_{s-}+g(s,x,\omega))-F(x_{s-})]\tilde{N}_p(\mathrm{d}s,\mathrm{d}z)\\ =&LF(X)+\int_0^{t+}\int_z[F(x_{s-}+f(s,x,\omega))-F(x_{s-})]N_p(\mathrm{d}s,\mathrm{d}z)\\ &+\int_0^{t+}\int_z[F(x_{s-}+g(s,x,\omega))-F(x_{s-})]\tilde{N}_p(\mathrm{d}s,\mathrm{d}z)\end{aligned}$$

引理 1.2 (Borel-Cantelli引理) (i) 如果 $\{A_i\}\subset\mathfrak{F}$，$\sum\limits_{i=1}^{\infty}P(A_i)<\infty$，那么 $P(\limsup\limits_{i\to\infty}A_i)=0$。

(ii) 如果 $\{A_i\}\subset\mathfrak{F}$ 是独立的，并且 $\sum\limits_{i=1}^{\infty}P(A_i)=\infty$,那么 $P(\limsup\limits_{i\to\infty}A_i)=1$.

设 $U:=\mathbb{R}^d-\{0\}$. 用 O_r 表示以 $r>0$ 为半径的开球。令 $\hat{O}_r:=O_r-\{0\}$, 向量 $\boldsymbol{x}$ 的欧式范数用 $|\boldsymbol{x}|$ 表示。$N_{d,m}$ 是 $d\times m$ 矩阵空间，如果 $B\in N_{d,m}$ 那么

$\|B\| := (\sum_{i=1}^{d}\sum_{j=1}^{m}|B_{ij}\|B_{ji}|)^{\frac{1}{2}}$。

这里考虑 d–维随机带跳的微分方程 (1-29)

$$\mathrm{d}x(t) = \phi(x(t-))\mathrm{d}t + \varphi(x(t-))\mathrm{d}W(t) + \int_{|u|<a} C(x(t-),u)\tilde{N}(\mathrm{d}t,\mathrm{d}u),\ t \geq t_0 \tag{1-29}$$

其中映射

$$\phi : \mathbb{R}^d \to \mathbb{R}^d$$

$$\varphi : \mathbb{R}^d \to \mathcal{N}_{d,m}$$

$$C : \mathbb{R}^d \times \mathbb{R}^d \to \mathbb{R}^d$$

满足局部 Lipschitz 条件，再令 $0 \leq t_0 \leq T \leq \infty$, 初值为 $x(t_0) = x_0 \in \mathbb{R}^d$, $a \in (0,\infty]$ 表示跳的最大值。

如果对于任意的 $|u| < a$, $\phi(0) = 0$, $\varphi(0) = 0$, $C(0,u) = 0$, 那么系统 (1-29) 有唯一的解 $x(t) \equiv 0$，(对于任给的 $t \geq t_0$), 这时我们称它是系统 (1-29) 关于初值 $x(t_0)$ 的平凡解。

下面我们给出几个常用的定义和引理。

如果系统 (1-29) 的平凡解满足：对于任给的正数 ρ 和 $0 < \varepsilon < 1$, 存在正数 $\delta(\rho,\varepsilon,t_0)$, 对任意 $t > t_0$ 和 $|x_0| < \delta(\rho,\varepsilon,t_0)$ 都有

$$P(|x(t,t_0,x_0)| < \rho) \geq 1 - \varepsilon$$

那么我们称系统 (1-29) 的平凡解是依概率稳定的[110]。更进一步，如果系统 (1-29) 的平凡解是依概率稳定的，并且对于任给的正数 ρ 和 $0 < \varepsilon < 1$, 存在正数 $\delta(\varepsilon,t_0)$，对任意 $t > t_0$ 和 $|x_0| < \delta(\varepsilon,t_0)$ 都有

$$P(\lim_{t\to\infty} x(t,t_0,x_0) = 0) \geq 1 - \varepsilon$$

那么我们称系统 (1-29) 的平凡解是随机渐近稳定的[110]。

引理 1.3 设 $a \in (0,\infty)$, O_r 是 $\mathbb{R}^d$ 中的以 $r \geq 2a$ 为半径的开球，如果存在正定的函数 $F \in C^2(O_r;\mathbb{R}_+)$ 使得

$$LF(x) \leq 0$$

对于任意的 $x \in O_r$ 都成立。那么系统 (1-29) 的平凡解是依概率稳定的。其中

$$LF(X) = \int_0^t F'(x_s)\mathrm{d}A_s + \int_0^t F'(x_s)\mathrm{d}M_s + \frac{1}{2}\int_0^t F''(x_s)\mathrm{d} < M >_s$$
$$+ \int_0^{t+}\int_z \Big[F(x_{s-} + g(s,x,\omega)) - F(x_{s-}) - F'(x_{s-})g(s,x,\omega)\Big]\hat{N}_p(\mathrm{d}s, \mathrm{d}z)$$

注解 1.1 本书后面所有结论均是在概率 1 意义下成立的。

第 2 章 带 Lévy 跳的随机 SIR 模型

2.1 引言

模型

$$\begin{cases} \mathrm{d}S(t) = & (\Lambda - \beta S(t)I(t) - \mu S(t))\mathrm{d}t + \theta_1 S(t)\mathrm{d}W_1(t) \\ & + \int_Z C_1(z)S(t-)\tilde{N}(\mathrm{d}t, \mathrm{d}z) \\ \mathrm{d}I(t) = & (\beta S(t)I(t) - (\mu + \varepsilon + \gamma)I(t))\mathrm{d}t + \theta_2 I(t)\mathrm{d}W_2(t) \\ & + \int_Z C_2(z)I(t-)\tilde{N}(\mathrm{d}t, \mathrm{d}z) \\ \mathrm{d}R(t) = & (\gamma I(t) - \mu R(t))\mathrm{d}t + \theta_3 R(t)\mathrm{d}W_3(t) \\ & + \int_Z C_3(z)R(t-)\tilde{N}(\mathrm{d}t, \mathrm{d}z) \end{cases} \tag{2-1}$$

是一个带 Lévy 跳的随机 SIR 模型，其中参数 Λ 是正常数，代表种群常数输入率； $S(t)$ 代表的是种群中易感者的数量。标准的布朗运动用 $W_1(t), W_2(t), W_3(t)$ 表示，正常数 $\theta_1, \theta_2, \theta_3$ 是对应其布朗运动的强度；$C_i(z) > -1$ 表示跳的强度 $(i = 1,2,3)$, $\tilde{N}(t,U) = N(t,U) - \hat{N}(t,U)$，$(U \in \mathfrak{B}_Z)$, 其中 $\tilde{N}(t,U)$ 是 $\mathfrak{F}_t$−适应的鞅，$N(t,U)$ 是泊松随机测度，$\hat{N}(t,U)$ 是 $N(t,U)$ 补偿测度，$n(\mathrm{d}t\mathrm{d}z) = E(N(\mathrm{d}t\mathrm{d}z))$ 是 $N(t,U)$ 的强度测度，它满足 $n(\mathrm{d}t\mathrm{d}z) = \pi(\mathrm{d}z)\mathrm{d}t$ 其中 $\pi(\mathrm{d}z)$ 是 Z 上的测度，$Z \subset (0,+\infty)$，且 $\pi(Z) < \infty$, 以及 $\int_Z (|z|^2 \wedge 1)\pi(\mathrm{d}z) < \infty$. $I(t)$ 代表种群中已经被感染者的数量；$R(t)$ 是种群中的康复者并且已具有免疫力的数量。正常数 μ 代表三类群体的自然死亡率；ε 是正常数，代表感染疾病而导致死亡的比率；正常数 γ 是由患者康复而转为健康者（并带有免疫的力）的比率；常数 $\beta > 0$ 表示由易感者转化为患者的迁移率。

当 $\theta_i = 0$ 且 $C_i = 0$ $(i = 1,2,3)$ 时，模型 (2-1) 就变成了在第1章所提到的为研究传染病传播而建立的经典数学模型 SIR 模型 (1-2)，在文献 [45] 中给出了无病平衡点 P_0 和流行病平衡点 P^* 的相关结论。即当 $R_0 = \Lambda\beta/(\mu(\mu+\varepsilon+\gamma)) \leq 1$ 时,正平衡点 P_0 是全局稳定的；当 $R_0 > 1$ 时, 正（流行病）平衡点 P^* 是全局渐近稳定的。

当 $\theta_i > 0$ 且 $C_i = 0\ (i = 1,2,3)$ 时，模型 (2-1) 就变成了上一章中的随机模型 (1-12)。蒋达清和于佳佳等人介绍了随机的 SIR 模型的稳定性，得到了随机微分方程的正解的全局存在性，以及在均值意义下解的稳定性。即

$$\limsup_{\tau\to\infty}\frac{1}{\tau}\int_0^{\tau} E\parallel Y(t)-P_0\parallel^2 \mathrm{d}t < M$$

和

$$\limsup_{\tau\to\infty}\frac{1}{\tau}\int_0^{\tau} E\parallel Y(t)-P^*\parallel^2 \mathrm{d}t < M$$

其中 $Y(t) = (S(t), I(t), R(t))$.

模型 (1-12) 考虑了随机干扰对系统的影响，比较客观的反应了现实情况。但是对于一些突发性的传染病，特别是传播速度非常快的，影响面特别广的，比如说遭遇了像禽流感、非典这样的大型疫病，这种干扰足以破坏微分方程解的连续性，就可以考虑用带 Lévy 跳的随机模型 (2-1) 来研究这个传染病的传播规律。另外，在考虑随机因素时还有下面这种常用的扰动方式

$$\begin{cases} \mathrm{d}S(t) = & (\Lambda - \beta S(t)I(t) - \mu S(t))\,\mathrm{d}t + \theta_1(S(t) - S^*)\mathrm{d}W_1(t) \\ & + \int_Z C_1(z)(S(t-) - S^*)\tilde{N}(\mathrm{d}t, \mathrm{d}z) \\ \mathrm{d}I(t) = & (\beta S(t)I(t) - (\mu+\varepsilon+\gamma)I(t))\,\mathrm{d}t + \theta_2(I(t) - I^*)\mathrm{d}W_2(t) \\ & + \int_Z C_2(z)(I(t-) - I^*)\tilde{N}(\mathrm{d}t, \mathrm{d}z) \\ \mathrm{d}R(t) = & (\gamma I(t) - \mu R(t))\,\mathrm{d}t + \theta_3(R(t) - R^*)\mathrm{d}W_3(t) \\ & + \int_Z C_3(z)(R(t-) - R^*)\tilde{N}(\mathrm{d}t, \mathrm{d}z) \end{cases} \tag{2-2}$$

这时 $P^* = (S^*, I^*, R^*)$ 既是系统 (1-2) 的流行病平衡点，同时也是系统 (2-2) 的流行病平衡点。

下面我们先来研究模型 (2-1) 的性质。

2.2 系统解的全局正性

布朗运动是可以抑制系统爆炸的，那 Lévy 噪音是否可以压制爆炸呢?为了回答这个问题，我们需要做如下的假设:

对于跳扩散项的系数，我们假设对于每个数 $m > 0$ 都存在着 $L_m > 0$ 使

得

(H2.1) $\int_Z |H_i(x,z)-H_i(y,z)|^2\pi(dz)\le L_m|x-y|^2, i=1,2,3$, 其中 $H_1(x,z)=C_1(z)S(t-)$, $H_2(x,z)=C_2(z)I(t-)$, $H_3(x,z)=C_3(z)R(t-)$, $|x|\vee|y|\le m$

(H2.2) $|\log(1+C_i(z))|\le K_1$, 这里 $C_i(z)>-1$, K_1 是正常数 $i=1,2,3$ 。

定理 2.1 对于任意给定的初值 $(S(0),I(0),R(0))\in\mathbb{R}^3_+$, 如果假设 (H2.1) 和 (H2.2) 均成立，那么对于任意给定的 $t\ge 0$，系统 (2-1) 的解 $(S(t),I(t),R(t))\in\mathbb{R}^3_+$ 是几乎必然确定的。

证明 因为条件 (H2.1) 成立，所以模型 (2-1) 的系数是局部 Lipschitz 的，只要初值是正的，就可以保证在 $t\in[0,\eta_e)$ 上,模型 (2-1) 解的正性，其中 η_e 是爆炸时刻。并且这个解是唯一的，我们只需 $\eta_e=\infty$ 几乎必然确定成立。

由于模型 (2-1) 的前两个方程不含 $R(t)$, 所以可以先不考虑 $R(t)$. 选取正数 k_0 充分大，使得 $S(0)$ 和 $I(0)$ 都落在区间 $[1/k_0,k_0]$ 内. 对于大于 k_0 的每个正数 k ,我们可以定义停时

$$\eta_k=\inf\{t\in[0,\eta_e):S(t)\overline{\in}(\frac{1}{k},k)$$

或

$$I(t)\overline{\in}(\frac{1}{k},k)\}$$

易知，当 $k\uparrow\infty$ 时，η_k 单调递增是几乎必然成立的。

设

$$\eta_\infty=\lim_{k\uparrow\infty}\eta_k$$

显然有

$$\eta_\infty\le\eta_e \text{ a.s.}$$

下证 $\eta_\infty=\infty$。

反证法：设 $\eta_\infty<\infty$, 即存在正常数 N 以及 $0<\delta<1$ 有

$$P(\eta_\infty\le N)\ge\delta \tag{2-3}$$

成立。因此，存在某个常数 $k\ge k_0$ 使得

$$P(\eta_k \le N) \ge \delta$$

成立。选取 Lyapunov 函数

$$F(S(t), I(t)) = (S(t) - u - \log \frac{S(t)}{u}) + (I(t) - 1 - \log I(t))$$

其中正常数 u 在后面确定。由不等式

$$x - 1 - \log x \ge 0, \forall x \ge 0$$

可知，$F \ge 0$。利用带跳的 Itô 公式计算得

$$\begin{aligned} \mathrm{d}F(S(t), I(t)) = \; & LF(S(t), I(t))\,\mathrm{d}t + (S(t) - u)\,\theta_1 \mathrm{d}W_1(t) \\ & + (I(t) - 1)\,\theta_2 \mathrm{d}W_2(t) + \int_Z \Big[C_1(z) S(t-) \\ & - u \log(1 + C_1(z)) + C_2(z) I(t-) \\ & - \log(1 + C_2(z)) \Big] \tilde{N}(\mathrm{d}t, \mathrm{d}z) \end{aligned}$$

这里

$$\begin{aligned} LF(S(t), I(t)) \; = \; & \Big(\Lambda + u\mu + \mu + \varepsilon + \gamma + \tfrac{1}{2}u\theta_1^2 + \tfrac{1}{2}\theta_2^2\Big) \\ & - (\mu + \beta) S(t) - \Lambda \tfrac{u}{S(t)} + [u\beta - (\mu + \varepsilon + \gamma)]\, I(t) \\ & + \int_Z [u C_1(z) - u \log(1 + C_1(z)) + C_2(z) \\ & - \log(1 + C_2(z))]\, \pi(\mathrm{d}z) \end{aligned}$$

取 $u = (\mu + \varepsilon + \gamma)/\beta$，并且由假设 (H2.2) 和不等式

$$x - \log(x + 1) \ge 0\,,\ \forall x > -1$$

我们有

$$\begin{aligned} LF(S(t), I(t)) \; = \; & \Big(\Lambda + u\mu + \mu + \varepsilon + \gamma + \tfrac{1}{2}u\theta_1^2 + \tfrac{1}{2}\theta_2^2\Big) - (\mu + \beta) S(t) - \Lambda \tfrac{u}{S(t)} \\ & + \int_Z [u C_1(z) - u \log(1 + C_1(z)) + C_2(z) - \log(1 + C_2(z))]\, \pi(\mathrm{d}z) \\ \le \; & \Lambda + u\mu + \mu + \varepsilon + \gamma + \tfrac{1}{2}u\theta_1^2 + \tfrac{1}{2}\theta_2^2 + 2K_2 =: M \end{aligned}$$

其中

$$K_2 = \max \left\{ \begin{array}{l} \int_Z [u C_1(z) - u \log(1 + C_1(z))]\, \pi(\mathrm{d}z), \\ \int_Z [C_2(z) - \log(1 + C_2(z))]\, \pi(\mathrm{d}z) \end{array} \right\}$$

因此

$$\begin{aligned}\int_0^{\eta_k\wedge N} \mathrm{d}F(S(t),I(t)) \;\le\; & \int_0^{\eta_k\wedge N}\{(S(t)-u)\theta_1\mathrm{d}W_1(t)+(I(t)-1)\theta_2\mathrm{d}W_2(t)\}\\ & +\int_0^{\eta_k\wedge N}\int_Z[C_1(z)S(t-)-u\log(1+C_1(z))+C_2(z)I(t-)\\ & -\log(1+C_2(z))]\tilde{N}(\mathrm{d}t,\mathrm{d}z)+\int_0^{\eta_k\wedge N}M\mathrm{d}t\end{aligned}$$

进而有

$$EF(S(\eta_k\wedge N),I(\eta_k\wedge N))\le F(S(0),I(0))+MN \tag{2-4}$$

设 $A_k=\{\eta_k\le N\}$ 对于任意的 $k\ge k_0$, 并且由式 (2-3) 知

$$P(A_k)\ge\delta$$

对每个固定的 $\omega\in A_k$, $S(\eta_k,\omega)$ 和 $I(\eta_k,\omega)$ 要么等于 k 要么等于 $1/k$. 再由式(2-4) 得

$$\begin{aligned}F(S(0),I(0))+MN \;\ge\; & E[I_{\Omega_k}F(S(\eta_k,\omega),I(\eta_k,\omega))]\\ \ge\; & \delta[(k-u-u\log\tfrac{k}{u})\wedge(\tfrac{1}{k}-u-u\log\tfrac{1}{uk})\\ & \wedge(k-1-\log k)\wedge(\tfrac{1}{k}-1-\log\tfrac{1}{k})]\end{aligned}$$

令 $k\to\infty$，导致了

$$\infty>F(S(0),I(0))+MN=\infty$$

这说明 $\eta_\infty=\infty$ a.s.，即 $S(t)\in\mathbb{R}_+$ 和 $I(t)\in\mathbb{R}_+$ a.s.。

下面我们来讨论 $R(t)$ 全局正性。为了说明这个问题，我们先引入 Bao 和 Mao 的一个引理:

引理 2.1 令 F, G, f, g : $\mathbb{R}_+\to\mathbb{R}$ 和 H, h : $\mathbb{R}_+\times Z\to\mathbb{R}$ 是有界的 Borel 可测函数，并且有性质 $H>-1$, $Y(t)$ 满足

$$\begin{cases}\mathrm{d}Y(t) = [F(t)Y(t)+f(t)]\mathrm{d}t+[G(t)Y(t)+g(t)]\mathrm{d}W(t)\\ \qquad\qquad +\int_Z[H(t,z)Y(t-)+h(t,z)]\tilde{N}(\mathrm{d}t,\mathrm{d}z)\\ Y(0) = Y_0\end{cases}$$

那么方程解的显式表达式为

$$\begin{aligned}Y(t) \;=\; & \varphi(t)\Big(Y_0+\int_0^t\varphi^{-1}(s)\Big[\Big(f(s)-G(s)g(s)-\int_Z\tfrac{H(s,z)h(s,z)}{1+H(s,z)}\pi(\mathrm{d}z)\Big)\mathrm{d}s\\ & +g(s)\mathrm{d}W(s)+\int_Z\tfrac{h(s,z)}{1+H(s,z)}\tilde{N}(\mathrm{d}s,\mathrm{d}z)\Big]\Big)\end{aligned}$$

其中

$$\begin{aligned}\varphi(t) = &\exp\left\{\int_0^t\left[F(s)-\frac{1}{2}G^2(s)+\int_Z(\log(1+H(s,z))-H(s,z))\pi(\mathrm{d}z)\right]\mathrm{d}s\right.\\&\left.+\int_0^t G(s)\mathrm{d}W(s)+\int_0^t\int_Z\log(1+H(s,z))\tilde{N}(\mathrm{d}u,\mathrm{d}z)\right\}\end{aligned}$$

因此，模型 (2-1) 中的 $R(t)$ 可以显式表示为

$$R(t)=R(0)\phi(t)+\phi(t)\int_0^t\phi^{-1}(u)\gamma I(u)\mathrm{d}u$$

这里

$$\begin{aligned}\phi(t) = &\exp\left\{\int_0^t[-(\mu+\frac{1}{2}\theta_3^2)+\int_Z(\log(1+C_3(z))-C_3(z))\pi(\mathrm{d}z)]\mathrm{d}u\right.\\&\left.+\int_0^t\theta_3\mathrm{d}W_3(u)+\int_0^t\int_Z\log(1+C_3(z))\tilde{N}(\mathrm{d}u,\mathrm{d}z)\right\}\end{aligned}$$

由于 $I(t)$ 全局正性已证，所以 $R(t)$ 也是全局正的。 □

2.3 系统的解在原系统无病平衡点附近的性质

显然 $P_0(\Lambda/\mu,0,0)$, 当 $R_0=\Lambda\beta/(\mu(\mu+\varepsilon+\gamma))<1$ 时已经不是系统 (2-1) 的平衡点了，我们关心的是当随机干扰不是特别大的时候，带跳的随机系统 (2-1) 的解是如何变化的，它的解与原确定性的系统 (1-2) 的无病平衡点的关系又是怎样的呢? 下面的定理回答了这个问题。

定理 2.2 设 $(S(t),I(t),R(t))$ 是系统 (2-1) 的解，其初值为 $(S(0),I(0),R(0))\in\mathbb{R}_+^3$，当 $R_0=\Lambda\beta/(\mu(\mu+\varepsilon+\gamma))<1$ 时，如果假设 (H2.1) 和 (H2.2) 均成立，且满足下面的两个条件:

i) $2\mu>2\theta_1^2+\int_Z(2C_1^2(z)+C_1(z)C_2(z))\pi(\mathrm{d}z)$;

ii) $2(\mu+\epsilon+\gamma)>\theta_2^2+\int_Z(C_2^2(z)+2C_1(z)C_2(z))\pi(\mathrm{d}z)$。

那么系统 (2-1) 的解有性质

$$\begin{aligned}\limsup_{t\to\infty}\frac{1}{t}E\quad&\int_0^t[(S(\sigma)-\frac{\Lambda}{\mu})^2+I^2(\sigma)+R(\sigma)]\mathrm{d}\sigma\le\\&\frac{\Lambda^2}{K_3\mu^2}[2\theta_1^2+\int_Z(2C_1^2(z)+C_1(z)C_2(z))\pi(\mathrm{d}z)]\end{aligned}$$

这里

$$\begin{aligned}K_3=\min\quad&\left\{2\mu-2\theta_1^2-\int_Z(2C_1^2(z)+C_1(z)C_2(z))\pi(\mathrm{d}z),\ \frac{2\Lambda(1-R_0)(2\mu+\varepsilon+\gamma)}{\gamma R_0},\right.\\&\left.2(\mu+\varepsilon+\gamma)-\theta_2^2-\int_Z(C_2^2(z)+2C_1(z)C_2(z))\pi(\mathrm{d}z)\right\}\end{aligned}$$

证明 令 $m(t)=S(t)-\Lambda/\mu, n(t)=I(t), w(t)=R(t)$，系统 (2-1) 化为系统

$$
\left\{
\begin{array}{lcl}
\mathrm{d}m(t) & = & \left(-\mu m(t)-\beta m(t)n(t)-\beta\frac{\Delta}{\mu}n(t)\right)\mathrm{d}t+\theta_1\left(m(t)+\frac{\Delta}{\mu}\right)\mathrm{d}W_1(t) \\
 & & +\int_Z C_1(z)\left(m(t-)+\frac{\Delta}{\mu}\right)\tilde{N}(\mathrm{d}t,\mathrm{d}z) \\
\mathrm{d}n(t) & = & \left(\beta m(t)n(t)-\left(\mu+\varepsilon+\gamma-\beta\frac{\Delta}{\mu}\right)n(t)\right)\mathrm{d}t+\theta_2 n(t)\mathrm{d}W_2(t) \\
 & & +\int_Z C_2(z)n(t-)\tilde{N}(\mathrm{d}t,\mathrm{d}z) \\
\mathrm{d}w(t) & = & (\gamma n(t)-\mu w(t))\mathrm{d}t+\theta_3 w(t)\mathrm{d}W_3(t)+\int_Z C_3(z)w(t-)\tilde{N}(\mathrm{d}t,\mathrm{d}z)
\end{array}
\right. \tag{2-5}
$$

现在取 Lyapunov 函数

$$F(m(t),n(t),w(t))=(m(t)+n(t))^2+e_1 n(t)+e_2 w(t)$$

这里正常数 e_1 与 e_2 在后面确定。显然 $F>0$ 。由带跳的 Itô 公式可知

$$
\begin{aligned}
\mathrm{d}F(m(t),n(t),w(t)) \;=\;& LF\mathrm{d}t+2\theta_1\left(m(t)+\frac{\Delta}{\mu}\right)(m(t)+n(t))\mathrm{d}W_1(t) \\
&+\theta_2(2m(t)+2n(t)+e_1)n(t)\mathrm{d}W_2(t)+e_2\theta_3 w(t)\mathrm{d}W_3(t) \\
&+\int_Z\left\{\left[C_1(z)\left(m(t-)+\frac{\Delta}{\mu}\right)^2+C_2(z)n(t-)\right]^2+e_1C_2(z)n(t-)\right. \\
&+2(m(t-)+n(t-))\left[C_1(z)\left(m(t-)+\frac{\Delta}{\mu}\right)+C_2(z)n(t-)\right] \\
&\left.+e_2C_3(z)w(t-)\right\}\tilde{N}(\mathrm{d}t,\mathrm{d}z)
\end{aligned} \tag{2-6}
$$

其中

$$
\begin{aligned}
LF \;=\;& -(2\mu-\theta_1^2)m^2(t)+m^2(t)\int_Z C_1^2(z)\pi(\mathrm{d}z)-[2(\mu+\varepsilon+\gamma)-\theta_2^2]n^2(t) \\
&+[e_1\beta-2(2\mu+\varepsilon+\gamma)]m(t)n(t)+n^2(t)\int_Z C_2^2(z)\pi(\mathrm{d}z) \\
&+\left[e_2\gamma-e_1\beta\frac{\Delta}{\mu}\left(\frac{1}{R_0}-1\right)\right]n(t)+2\theta_1^2\frac{\Delta}{\mu}m(t)+\theta_1^2\frac{\Delta^2}{\mu^2}+2m(t)\frac{\Delta}{\mu}\int_Z C_1^2(z)\pi(\mathrm{d}z) \\
&+\frac{\Delta^2}{\mu^2}\int_Z C_1^2(z)\pi(\mathrm{d}z)+2m(t)n(t)\int_Z C_1(z)C_2(z)\pi(\mathrm{d}z) \\
&+2n(t)\frac{\Delta}{\mu}\int_Z C_1(z)C_2(z)\pi(\mathrm{d}z)-e_2\mu w(t)
\end{aligned}
$$

取

$$e_1=2(2\mu+\varepsilon+\gamma)/\beta$$

以及

$$e_2=2\Lambda(1-R_0)(2\mu+\varepsilon+\gamma)/(\mu\gamma R_0)$$

得

$$
\begin{aligned}
LF = & -\left(2\mu-\theta_1^2\right)m^2(t)+m^2(t)\int_Z C_1^2(z)\pi(\mathrm{d}z)-\left[2(\mu+\varepsilon+\gamma)-\theta_2^2\right]n^2(t)\\
&+n^2(t)\int_Z C_2^2(z)\pi(\mathrm{d}z)+2\theta_1^2\tfrac{\Delta}{\mu}m(t)+\theta_1^2\tfrac{\Delta^2}{\mu^2}+2m(t)\tfrac{\Delta}{\mu}\int_Z C_1^2(z)\pi(\mathrm{d}z)\\
&+\tfrac{\Delta^2}{\mu^2}\int_Z C_1^2(z)\pi(\mathrm{d}z)+2m(t)n(t)\int_Z C_1(z)C_2(z)\pi(\mathrm{d}z)\\
&+2n(t)\tfrac{\Delta}{\mu}\int_Z C_1(z)C_2(z)\pi(\mathrm{d}z)-e_2\mu w(t)
\end{aligned}
$$

利用基本不等式 $2ab \le a^2+b^2$ 并整理得

$$
\begin{aligned}
LF \le & -[2\mu-2\theta_1^2-\textstyle\int_Z(2C_1^2(z)+C_1(z)C_2(z))\pi(\mathrm{d}z)]m^2(t)\\
&-[2(\mu+\varepsilon+\gamma)-\theta_2^2-\textstyle\int_Z(C_2^2(z)+2C_1(z)C_2(z))\pi(\mathrm{d}z)]n^2(t)\\
&-e_2\mu w(t)+\tfrac{\Delta^2}{\mu^2}[2\theta_1^2+\textstyle\int_Z(2C_1^2(z)+C_1(z)C_2(z))\pi(\mathrm{d}z)]
\end{aligned}
\tag{2-7}
$$

将 (2-6) 从 0 到 t 积分，并取数学期望得

$$
0\le EF(m(t),n(t),w(t))=F(m(0),n(0),w(0))+E\int_0^t LF(m(\sigma),n(\sigma),w(\sigma))\mathrm{d}\sigma
$$

再由式 (2-7) 有

$$
\begin{aligned}
E\quad &\int_0^t\Big\{[2\mu-2\theta_1^2-\textstyle\int_Z(2C_1^2(z)+C_1(z)C_2(z))\pi(\mathrm{d}z)]m^2(\sigma)\\
&+[2(\mu+\varepsilon+\gamma)-\theta_2^2-\textstyle\int_Z(C_2^2(z)+2C_1(z)C_2(z))\pi(\mathrm{d}z)]n^2(\sigma)+e_2\mu w(\sigma)\Big\}\mathrm{d}\sigma\\
&\le F(m(0),n(0),w(0))+\tfrac{\Delta^2}{\mu^2}[2\theta_1^2+\textstyle\int_Z(2C_1^2(z)+C_1(z)C_2(z))\pi(\mathrm{d}z)]t
\end{aligned}
$$

因此有

$$
\begin{aligned}
\limsup_{t\to\infty}\tfrac{1}{t}E\quad &\int_0^t[(S(\sigma)-\tfrac{\Delta}{\mu})^2+I^2(\sigma)+R(\sigma)]\mathrm{d}\sigma\\
&\le \tfrac{\Delta^2}{K_3\mu^2}[2\theta_1^2+\textstyle\int_Z(2C_1^2(z)+C_1(z)C_2(z))\pi(\mathrm{d}z)]
\end{aligned}
$$

其中

$$
\begin{aligned}
K_3=\min\quad &\Big\{2\mu-2\theta_1^2-\textstyle\int_Z(2C_1^2(z)+C_1(z)C_2(z))\pi(\mathrm{d}z),\\
&2(\mu+\varepsilon+\gamma)-\theta_2^2-\textstyle\int_Z(C_2^2(z)+2C_1(z)C_2(z))\pi(\mathrm{d}z),\tfrac{2\Lambda(1-R_0)(2\mu+\varepsilon+\gamma)}{\gamma R_0}\Big\}
\end{aligned}
$$

□

注解 2.1 从定理 2.2 不难看出，随机带跳系统 (2-1) 的解过程的样本轨道围绕着原确定性系统 (1-2) 的平衡点附近做波动，波动的幅度与前两个方程所受到的噪声干扰的强度 θ_i 和 $C_i(z)$ $(i=1,2)$ 有关。即系统 (2-1) 所受的噪声越小，其解过程的样本轨道就越接近于 (1-2) 的无病平衡点。也就是说，传染病是趋于灭绝的。

下面我们举两个例子来说明定理 2.2. 见图 (2-1) 和 (2-2)．利用邹晓

玲和王克在文献 [25] 中的方法，取 $C_i(z) = -k_i z^2/(1+z^2)$, $z \in [-1,1]$, $(i = 1,2,3)$, $\Lambda = 0.2$, $\beta = 0.4$, $\mu = 0.4$, $\varepsilon = 0.1$, $\gamma = 0.2$, $\theta_1 = 0.04$, $\theta_2 = 0.1$, $\theta_3 = 0.2$.

比较图 (2-1) 的 a) 和 b) 可知，当只改变 k_3 时，对于 $S(t), I(t), R(t)$ 的影响不大。也就是说，对康复人群进行相对较大的干扰也不会对系统产生明显作用。这也说明了为什么在定理 2.2 中没有出现关于第三个方程的条件。再比较图 (2-2)，即便 k_1 或是 k_2 的改变很微小，系统的变化也是显著地。这说明了要想进行人为的干扰消灭疾病需要对易感人群和患者采取措施，比如易感人群都比较自律，不去人多的公共场，尽量减少与外界的接触，而疑似病患和病患都主动采取隔离的措施，这样疾病就会趋于灭绝。

注解 2.2 现在分析当 $R_0 < 1$ 时，白噪声干扰和 Lévy 跳噪音对模型的影响。

(1) 当 $\theta_i \neq 0, C_i(z) = 0\ (i = 1,2,3)$ 时，定理 2.2 的结论变为

$$\limsup_{t\to\infty} \frac{1}{t} E\int_0^t [(S(\sigma) - \frac{\Lambda}{\mu})^2 + I^2(\sigma) + R(\sigma)]\mathrm{d}\sigma \le \frac{\Lambda^2}{K_3'\mu^2} 2\theta_1^2$$

其中

$$K_3' = \min\left\{2\mu - 2\theta_1^2,\ \frac{2\Lambda(1-R_0)(2\mu+\varepsilon+\gamma)}{\gamma R_0},\ 2(\mu+\varepsilon+\gamma) - \theta_2^2\right\}$$

此时定理 2.2 的结论就与其对应的确定性模型中的结论是一致的。

(2) 当 $\theta_i = 0, C_i(z) = 0, (i = 1,2,3)$ 时，定理 2.2 的结论变为

$$0 \le \limsup_{t\to\infty} \frac{1}{t} E\int_0^t [(S(\sigma) - \frac{\Lambda}{\mu})^2 + I^2(\sigma) + R(\sigma)]\mathrm{d}\sigma \le 0$$

此时说明 $(S(t), I(t), R(t)) \rightarrow P_0(\Lambda/\mu, 0, 0), (t \rightarrow \infty)$.

(3) 当 $\theta_i \neq 0, C_i(z) \neq 0, (i = 1,2,3)$ 时，得到的是本文定理 2.2 的一般情况，即在确定性模型的基础上既加入了反应微小随机干扰的白噪声，又加入了反应剧烈随机干扰的 Lévy 跳噪声；体现在微分方程的解过程上，白噪声代表其连续的部分，Lévy 跳噪声代表其跳跃的部分。这样能够更加精确的反应现实世界。具体分析见注解 2.1 .

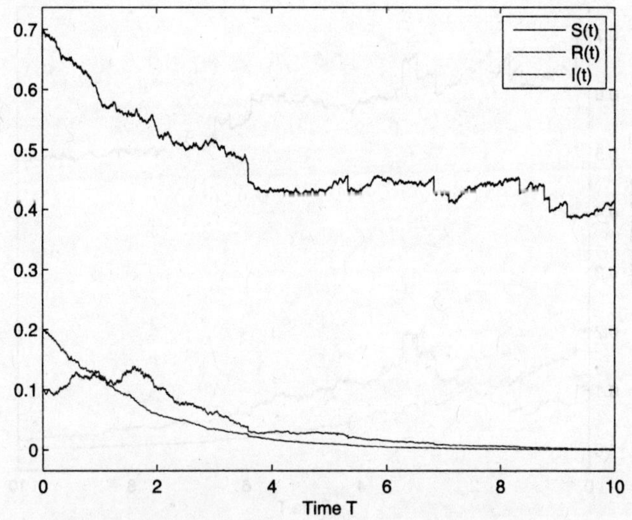

a) 条件 $k_1 = 0.1, k_2 = 0.2, k_3 = 0.3$ ($R_0 < 1$)

a) Condition $k_1 = 0.1, k_2 = 0.2, k_3 = 0.3$ ($R_0 < 1$)

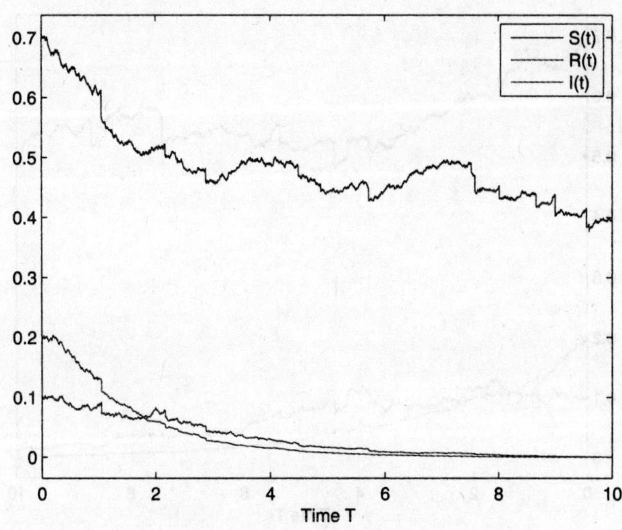

b) 条件 $k_1 = 0.1, k_2 = 0.2, k_3 = 0.2$ ($R_0 < 1$)

b) Condition $k_1 = 0.1, k_2 = 0.2, k_3 = 0.2$ ($R_0 < 1$)

图 2-1 系统 (2-1) 在初值 $S(0) = 0.7, I(0) = 0.2, R(0) = 0.1$, 步长 $\Delta t = 0.002$ 下的解轨道

Fig.2-1 Solutions of system (2-1)) for $S(0) = 0.7, I(0) = 0.2, R(0) = 0.1$, step size $\Delta t = 0.002$

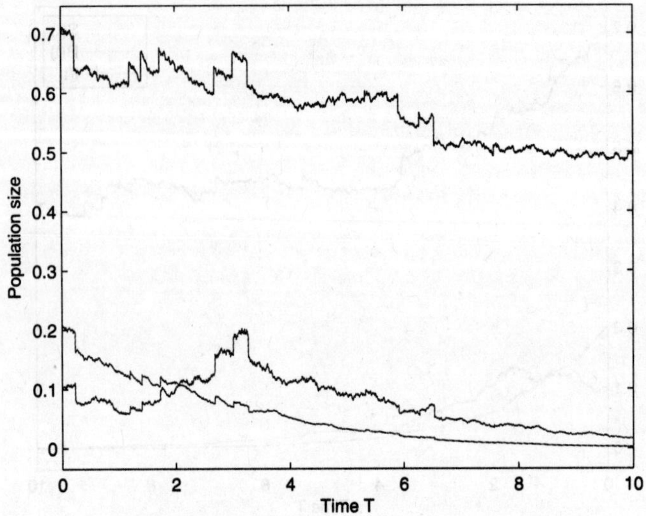

a) 条件 $k_1 = 0.12, k_2 = 0.22, k_3 = 0.3$,$(R_0 < 1)$

a) Condition $k_1 = 0.12, k_2 = 0.22, k_3 = 0.3$,$(R_0 < 1)$

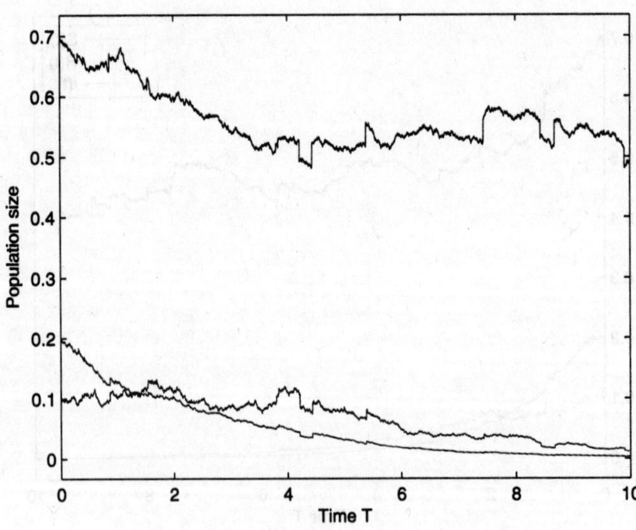

b) 条件 $k_1 = 0.11, k_2 = 0.21, k_3 = 0.3$,$(R_0 < 1)$

b) Condition $k_1 = 0.11, k_2 = 0.21, k_3 = 0.3$,$(R_0 < 1)$

图 2-2 系统 (2-1) 在初值 $S(0) = 0.7, I(0) = 0.2, R(0) = 0.1$, 步长 $\Delta t = 0.002$ 下的解轨道

Fig.2-2 Solutions of system (2-1)) for $S(0) = 0.7, I(0) = 0.2, R(0) = 0.1$, step size $\Delta t = 0.002$

2.4 系统的解在原系统流行病平衡点附近的性质

当模型 (1-2) 加入跳噪声干扰后，这个带跳的随机系统 (2-1) 的解将如何变化，与原确定性的系统 (1-2) 的流行病平衡点的关系如何?

定理 2.3 设 $(S(t), I(t), R(t))$ 是系统 (2-1) 的解，其初值为 $(S(0), I(0), R(0)) \in \mathbb{R}^3_+$，若 $R_0 = \Lambda\beta/(\mu(\mu+\varepsilon+\gamma)) > 1$ 时，如果假设 (H2.1) 和 (H2.2) 均成立且满足下面的三个条件：

i) $2\mu > \theta_1^2 + 2\int_Z C_1^2(z)\pi(\mathrm{d}z)$;

ii) $2(\mu+\epsilon+\gamma) > \theta_2^2 + \int_Z C_2^2(z)\pi(\mathrm{d}z)$;

iii) $\mu > \theta_3^2 + \int_Z C_3^2(z)\pi(\mathrm{d}z)$。

那么

$$\limsup_{t\to\infty} \frac{1}{t} E \quad \int_0^t \Big[(S(\sigma) - \tfrac{2\mu}{k_1} S^*)^2 + (I(\sigma) - \tfrac{2\mu(\mu+\varepsilon+\gamma)-b\gamma^2}{k_2} I^*)^2 + (R(\sigma) - \tfrac{\mu}{k_3} R^*)^2 \Big] \mathrm{d}\sigma \le \frac{K}{K_c}$$

这里：

$$0 < b < \frac{2\mu(\mu+\varepsilon+\gamma) - \mu\theta_2^2 - 2\mu\int_Z C_2^2(z)\pi(\mathrm{d}z)}{\gamma^2};$$

$$K_c = \min\{\tfrac{k_1}{2}, \tfrac{k_2}{2\mu}, \tfrac{bk_3}{2}\};$$

$$k_1 = 2\mu - \theta_1^2 - 2\int_Z C_1^2(z)\pi(\mathrm{d}z);$$

$$k_2 = 2\mu(\mu+\epsilon+\gamma) - \mu\theta_2^2 - b\gamma^2 - 2\mu\int_Z C_2^2(z)\pi(\mathrm{d}z);$$

$$k_3 = \mu - \theta_3^2 - \int_Z C_3^2(z)\pi(\mathrm{d}z);$$

$$K = \frac{\mu\theta_1^2 + 2\mu\int_Z C_1^2(z)\pi(\mathrm{d}z)}{k_1} S^{*2} + \frac{(2\mu(\mu+\varepsilon+\gamma) - b\gamma^2)(\theta_2^2 + 2\int_Z C_2^2(z)\pi(\mathrm{d}z))}{2k_2} I^{*2} + \frac{b\mu(\theta_3^2 + \int_Z C_3^2(z)\pi(\mathrm{d}z))}{2k_3} R^{*2} + \frac{2\mu+\varepsilon+\gamma}{2\beta}[\theta_2^2 + 2\int_Z (C_2(z) - \log(1+C_2(z)))\pi(\mathrm{d}z)] I^*$$

证明 定义

$$F(S(t), I(t), R(t)) = F_1(S(t), I(t), R(t)) + F_2(S(t), I(t), R(t))$$

这里

$$F_1(S(t), I(t), R(t)) = \frac{1}{2}(S(t) - S^* + I(t) - I^*)^2 + \alpha(I(t) - I^* - I^* \log \frac{I(t)}{I^*})$$

以及

$$F_2(S(t), I(t), R(t)) = \frac{1}{2} b(R(t) - R^*)^2$$

正常数 α 和 b 在后面确定。显然 $F(S(t),I(t),R(t))$ 是正定的且为 C^2 类的函数，我们容易得到下面的等式

$$dF(S(t),I(t),R(t)) = dF_1(S(t),I(t),R(t)) + dF_2(S(t),I(t),R(t)) \tag{2-8}$$

利用带跳的 Itô 公式分别计算

$$dF_1(S(t),I(t),R(t))$$

和

$$dF_2(S(t),I(t),R(t))$$

得

$$\begin{aligned} dF_2(S(t),I(t),R(t)) = {} & LF_2 dt + b(R(t)-R^*)\theta_3 R(t)dW_3(t) + \int_Z [\tfrac{1}{2}bC_3^2(z)R^2(t-) \\ & + b(R(t-)-R^*)C_3(z)R(t-)]\tilde{N}(dt,dz) \end{aligned}$$

以及

$$\begin{aligned} dF_1(S(t),I(t),R(t)) = {} & LF_1 dt + \theta_1 S(t)(S(t)-S^*+I(t)-I^*)dW_1(t) \\ & + \theta_2 I(t)(S(t)-S^*+I(t)-I^*)dW_2(t) \\ & + \alpha(1-\tfrac{I^*}{I(t)})\theta_2 I(t)dW_2(t) \\ & + \int_Z \tfrac{1}{2}(C_1(z)S(t-)+C_2(z)I(t-))^2\tilde{N}(dt,dz) \\ & + \int_Z C_1(z)S(t-)(S(t-)-S^*+I(t-)-I^*)\tilde{N}(dt,dz) \\ & + \int_Z C_2(z)I(t-)(S(t-)-S^*+I(t-)-I^*)\tilde{N}(dt,dz) \\ & + \int_Z \alpha(C_2(z)I(t-)-I^*\log(1+C_2(z)))\tilde{N}(dt,dz) \end{aligned}$$

我们来详细考虑 LF_1 和 LF_2

$$\begin{aligned} LF_1 = {} & (S(t)-S^*+I(t)-I^*)(\Lambda-\mu S(t)-(\mu+\varepsilon+\gamma)I(t)) + \tfrac{1}{2}(\theta_1^2 S^2(t)+\theta_2^2 I^2(t)) \\ & + \alpha(1-\tfrac{I^*}{I(t)})(\beta S(t)I(t)-(\mu+\varepsilon+\gamma)I(t)) + \tfrac{1}{2}\alpha I^*\theta_2^2 \\ & + \int_Z [\tfrac{1}{2}(C_1(z)S(t)+C_2(z)I(t))^2 + \alpha I^*(C_2(z)-\log(1+C_2(z)))]\pi(dz) \end{aligned}$$

$$
\begin{aligned}
= \quad & -\mu(S(t)-S^*)^2-(\mu+\varepsilon+\gamma)(I(t)-I^*)^2+\tfrac{1}{2}\alpha I^*\theta_2^2 \\
& -(2\mu+\varepsilon+\gamma-\alpha\beta)(S(t)-S^*)(I(t)-I^*)+\tfrac{1}{2}(\theta_1^2S^2(t)+\theta_2^2I^2(t)) \\
& +\tfrac{1}{2}\int_Z(C_1(z)S(t)+C_2(z)I(t))^2\pi(\mathrm{d}z) \\
& +\alpha I^*\int_Z(C_2(z)-\log(1+C_2(z)))\pi(\mathrm{d}z)
\end{aligned} \tag{2-9}
$$

以及

$$
\begin{aligned}
LF_2 \quad = \quad & b(R(t)-R^*)(\gamma I(t)-\mu R(t))+\tfrac{b}{2}\theta_3^2R^2(t) \\
& +\tfrac{b}{2}\int_Z C_3^2(z)R^2(t)\pi(\mathrm{d}z) \\
= \quad & b(R(t)-R^*)[\gamma(I(t)-I^*)-\mu(R(t)-R^*)] \\
& +\tfrac{b}{2}\theta_3^2R^2(t)+\tfrac{b}{2}\int_Z C_3^2(z)R^2(t)\pi(\mathrm{d}z) \\
\leq \quad & \tfrac{b\gamma^2}{2\mu}(I(t)-I^*)^2-\tfrac{b\mu}{2}(R(t)-R^*)^2 \\
& +\tfrac{b}{2}(\theta_3^2+\int_Z C_3^2(z)\pi(\mathrm{d}z))R^2(t)
\end{aligned} \tag{2-10}
$$

取 $\alpha=(2\mu+\varepsilon+\gamma)/\beta$ 并且利用基本不等式

$$(a+b)^2\leq 2a^2+2b^2$$

得

$$
\begin{aligned}
LF_1 \quad \leq \quad & -\mu(S(t)-S^*)^2-(\mu+\varepsilon+\gamma)(I(t)-I^*)^2 \\
& +\tfrac{1}{2}(\theta_1^2S^2(t)+\theta_2^2I^2(t)) \\
& +\tfrac{1}{2}\alpha I^*\theta_2^2+S^2(t)\int_Z C_1^2(z)\pi(\mathrm{d}z)+I^2(t)\int_Z C_2^2(z)\pi(\mathrm{d}z) \\
& +\alpha I^*\int_Z(C_2(z)-\log(1+C_2(z)))\pi(\mathrm{d}z)
\end{aligned} \tag{2-11}
$$

由 (2-10) 和 (2-11) 可知

$$
\begin{aligned}
LF \quad \leq \quad & -\mu(S(t)-S^*)^2-(\mu+\varepsilon+\gamma)(I(t)-I^*)^2+\tfrac{1}{2}(\theta_1^2S^2(t)+\theta_2^2I^2(t)) \\
& +\tfrac{2\mu+\varepsilon+\gamma}{2\beta}I^*\theta_2^2+S^2(t)\int_Z C_1^2(z)\pi(\mathrm{d}z)+I^2(t)\int_Z C_2^2(z)\pi(\mathrm{d}z) \\
& +\tfrac{2\mu+\varepsilon+\gamma}{\beta}I^*\int_Z(C_2(z)-\log(1+C_2(z)))\pi(\mathrm{d}z)+\tfrac{b\gamma^2}{2\mu}(I(t)-I^*)^2 \\
& -\tfrac{b\mu}{2}(R(t)-R^*)^2+\tfrac{b}{2}(\theta_3^2+\int_Z C_3^2(z)\pi(\mathrm{d}z))R^2(t) \\
= \quad & \tfrac{k_1}{2}(S(t)-\tfrac{2\mu}{k_1}S^*)^2+\tfrac{k_2}{2\mu}(I(t)-\tfrac{2\mu(\mu+\varepsilon+\gamma)-b\gamma^2}{k_2}I^*)^2+k_3(R(t)-\tfrac{\mu}{k_3}R^*)^2+K
\end{aligned} \tag{2-12}
$$

其中

$$k_1 = 2\mu - \theta_1^2 - 2\int_Z C_1^2(z)\pi(\mathrm{d}z)$$

$$k_2 = 2\mu(\mu+\epsilon+\gamma) - \mu\theta_2^2 - b\gamma^2 - 2\mu\int_Z C_2^2(z)\pi(\mathrm{d}z)$$

$$k_3 = \mu - \theta_3^2 - \int_Z C_3^2(z)\pi(\mathrm{d}z)$$

$$\begin{aligned} K &= \frac{\mu\theta_1^2+2\mu\int_Z C_1^2(z)\pi(\mathrm{d}z)}{k_1}S^{*2} + \frac{(2\mu(\mu+\varepsilon+\gamma)-b\gamma^2)(\theta_2^2+2\int_Z C_2^2(z)\pi(\mathrm{d}z))}{2k_2}I^{*2} + \frac{b\mu(\theta_3^2+\int_Z C_3^2(z)\pi(\mathrm{d}z))}{2k_3}R^{*2} \\ &\quad + \frac{2\mu+\varepsilon+\gamma}{2\beta}[\theta_2^2 + 2\int_Z (C_2(z) - \log(1+C_2(z)))\pi(\mathrm{d}z)]I^* \end{aligned}$$

选取 $0 < b < (2\mu(\mu+\varepsilon+\gamma) - \mu\theta_2^2 - 2\mu\int_Z C_2^2(z)\pi(\mathrm{d}z))/\gamma^2$，由定理的条件可知 k_1 , k_2 和 k_3 是正数。在 (2-8) 两端从 0 到 t 积分，并取数学期望得

$$\begin{aligned} 0 \le EF(X(t)) &= EF_1(X(0)) + EF_2(X(0)) + E\int_0^t [LF_1(X(\sigma)) + LF_2(X(\sigma))]\mathrm{d}\sigma \\ &= F(X(0)) + E\int_0^t LF(X(\sigma))\mathrm{d}\sigma \end{aligned}$$

这里的 $X(t) = (S(t), I(t), R(t))$ 。再由 (2-12) 并令 $t \to \infty$ 可得

$$\limsup_{t\to\infty} \frac{1}{t}E\int_0^t \left[\left(S(\sigma) - \frac{2\mu}{k_1}S^*\right)^2 + \left(I(\sigma) - \frac{2\mu(\mu+\varepsilon+\gamma)-b\gamma^2}{k_2}I^*\right)^2 + \left(R(\sigma) - \frac{\mu}{k_3}R^*\right)^2\right]\mathrm{d}\sigma \le \frac{K}{K_c}$$

其中$K_c = \min\{\frac{k_1}{2}, \frac{k_2}{2\mu}, \frac{bk_3}{2}\}$。 □

注解 2.3 从定理 2.3 可以看出, 随机带跳系统 (2-1) 的解的样本轨道在点 $Q^*(2\mu/k_1S^*, (2\mu(\mu+\varepsilon+\gamma) - b\gamma^2)/k_2I^*, \mu/k_3R^*)$ 附近振动，其幅度与噪音的强度 θ_i 和 C_i 有关 $(i = 1, 2, 3)$. 当 Lévy 噪音的强度变化很小时， (2-1) 的解轨道的振幅变化也是比较显著地，而且在噪声不强的情况下还有 $Q^* \to P^*$, 这样我们仍然可以认为带 Lévy 跳的系统 (2-1) 的解过程的样本轨道在原确定性系统 (1-2) 的流行病平衡点 P^* 附近振动。也就是传染病是在局部地区是持续蔓延的。

下面我们举几个例子来说明定理 2.3 ，见图 (2-3) 和 (2-4). 取 $C_i(z) = -k_iz^2/(1+z^2)$, $z \in [-1, 1]$, $(i = 1, 2, 3)$, $\Lambda = 0.4$, $\beta = 0.8$, $\mu = 0.3$, $\varepsilon = 0.1$, $\gamma = 0.2$, $\Delta t = 0.002$, $\theta_1 = 0.04$, $\theta_2 = 0.03$, $\theta_3 = 0.02$. 从图中可以观察到，不论对哪一个人群进行跳干扰都会对系统产生剧烈的影响，并且当系统所受干扰强

度有微小变化时，它的解都会有明显的变化。因此，当少数人患有类似禽流感这样的疾病时，如果不加控制，很快疾病就会大范围蔓延。

注解 2.4 现在分析当 $R_0 > 1$ 时，白噪声干扰和 Lévy 跳噪音对模型的影响。

(1) 当 $\theta_i \neq 0, C_i(z) = 0\ (i = 1,2,3)$ 时，定理 2.3 的结论变为

$$\limsup_{t\to\infty} \frac{1}{t} E \quad \int_0^t \Big[(S(\sigma) - \tfrac{2\mu}{2\mu-\theta_1^2} S^*)^2 + (I(\sigma) - \tfrac{2\mu(\mu+\varepsilon+\gamma)-b'\gamma^2}{2\mu(\mu+\epsilon+\gamma)-\mu\theta_2^2-b'\gamma^2} I^*)^2 + (R(\sigma) - \tfrac{\mu}{\mu-\theta_3^2} R^*)^2 \Big] \mathrm{d}\sigma \leq \frac{K'}{K_c'}$$

其中

$0 < b' < \frac{2\mu(\mu+\varepsilon+\gamma)-\mu\theta_2^2}{\gamma^2}$ $K_c' = \min\{\frac{2\mu-\theta_1^2}{2}, \frac{2\mu(\mu+\epsilon+\gamma)-\mu\theta_2^2-b'\gamma^2}{2\mu}, \frac{b'(\mu-\theta_3^2)}{2}\}$ $K' = \frac{\mu\theta_1^2}{2\mu-\theta_1^2} S^{*2} + \frac{(2\mu(\mu+\varepsilon+\gamma)-b'\gamma^2)\theta_2^2}{4\mu(\mu+\epsilon+\gamma)-2\mu\theta_2^2-2b'\gamma^2} I^{*2} + \frac{b\mu\theta_3^2}{2\mu-2\theta_3^2} R^{*2} + \frac{2\mu+\varepsilon+\gamma}{2\beta}\theta_2^2 I^*$

(2) 当 $\theta_i = 0, C_i(z) = 0\ (i = 1,2,3)$ 时，定理 2.3 的结论变为

$$0 \leq \limsup_{t\to\infty} \frac{1}{t} E \quad \int_0^t \Big[(S(\sigma) - S^*)^2 + (I(\sigma) - I^*)^2 + (R(\sigma) - R^*)^2 \Big] \mathrm{d}\sigma \leq 0$$

此时说明 $(S(t), I(t), R(t)) \to P^*, (t \to \infty)$。

(3) 当 $\theta_i \neq 0, C_i(z) \neq 0\ (i = 1,2,3)$ 时，得到的是本文定理 2.3 的一般情况，即在确定性模型的基础上既加入了反应微小随机干扰的白噪声，又加入了反应剧烈随机干扰的 Lévy 跳噪声；体现在微分方程的解过程上，白噪声代表其连续的部分，Lévy 跳噪声代表其跳跃的部分。这样能够更加精确的反应现实世界。关于定理 2.3 的解释见注解 2.3。

以上 3 种情况中的任何一种的最终结论都是：传染病将是持续传播的。

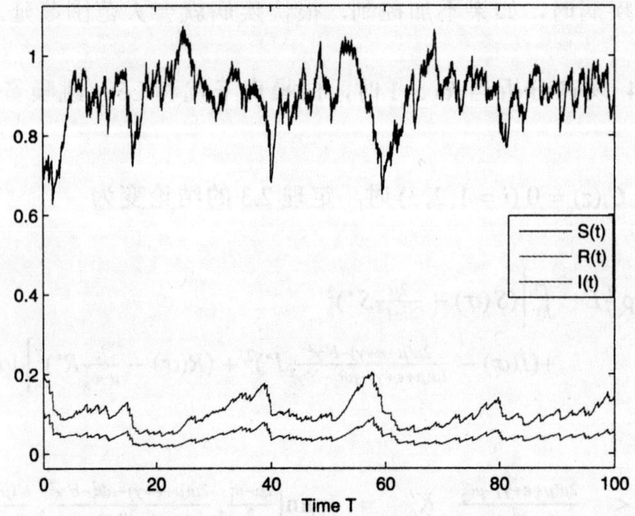

a) 条件 $k_1 = 0.1, k_2 = 0.2, k_3 = 0.3$,($R_0 > 1$)

a) Condition $k_1 = 0.1, k_2 = 0.2, k_3 = 0.3$,($R_0 > 1$)

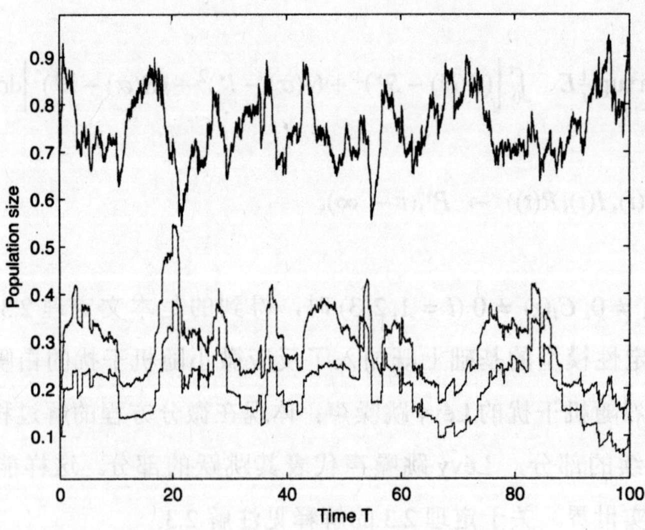

b) 条件 $k_1 = 0.15, k_2 = 0.25, k_3 = 0.35$,($R_0 > 1$)

b) Condition $k_1 = 0.15, k_2 = 0.25, k_3 = 0.35$,($R_0 > 1$)

图 2-3 系统 (2-1) 在初值 $S(0) = 0.7, I(0) = 0.2, R(0) = 0.1$, 步长 $\Delta t = 0.002$ 下的解轨道

Fig.2-3 Solutions of system (2-1)) for $S(0) = 0.7, I(0) = 0.2, R(0) = 0.1$, step size $\Delta t = 0.002$

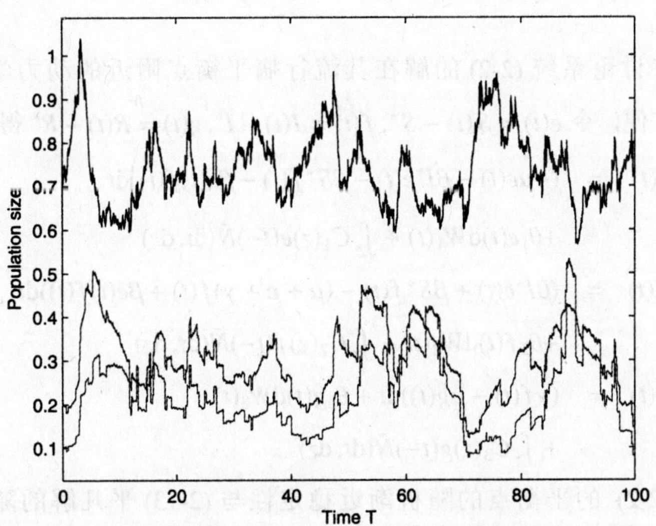

a) 条件 $k_1 = 0.1, k_2 = 0.22, k_3 = 0.32$,($R_0 > 1$)

a) Condition $k_1 = 0.1, k_2 = 0.22, k_3 = 0.32$,($R_0 > 1$)

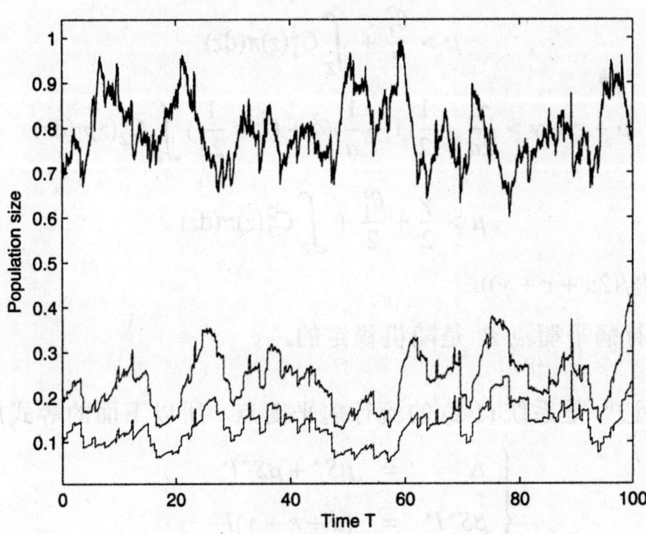

b) 条件 $k_1 = 0.1, k_2 = 0.21, k_3 = 0.31$,($R_0 > 1$)

b) Condition $k_1 = 0.1, k_2 = 0.21, k_3 = 0.31$,($R_0 > 1$)

图 2-4 系统 (2-1) 在初值 $S(0) = 0.7, I(0) = 0.2, R(0) = 0.1$, 步长 $\Delta t = 0.002$ 下的解轨道

Fig.2-4 Solutions of system (2-1)) for $S(0) = 0.7, I(0) = 0.2, R(0) = 0.1$, step size $\Delta t = 0.002$

2.5 带 Lévy 跳的随机 SIR 系统的随机稳定性

本节将讨论系统 (2-2) 的解在其流行病平衡点附近的动力学特性。为了证明的方便，令 $e(t)=S(t)-S^*, f(t)=I(t)-I^*, g(t)=R(t)-R^*$ 得

$$\begin{cases} de(t) = (-\mu e(t)-\beta I^* e(t)-\beta S^* f(t)-\beta e(t)f(t))dt \\ \quad +\theta_1 e(t)dW_1(t)+\int_Z C_1(z)e(t-)\tilde{N}(dt,dz) \\ df(t) = (\beta I^* e(t)+\beta S^* f(t)-(\mu+\varepsilon+\gamma)f(t)+\beta e(t)f(t))dt \\ \quad +\theta_2 f(t)dW_2(t)+\int_Z C_2(z)f(t-)\tilde{N}(dt,dz) \\ dg(t) = (\gamma f(t)-\mu g(t))dt+\theta_3 g(t)dW_3(t) \\ \quad +\int_Z C_3(z)g(t-)\tilde{N}(dt,dz) \end{cases} \tag{2-13}$$

不难看出 (2-2) 的平衡点的随机渐近稳定性与 (2-13) 平凡解的随机渐近稳定性是等价的，所以只需证 (2-13) 平凡解的随机渐近稳定性即可。

定理 2.4 若假设 (H2.1) 和 (H2.2) 都成立，$R_0=\Lambda\beta/(\mu(\mu+\varepsilon+\gamma))>1$ 且满足

$$\mu>\frac{\theta_1^2}{2}+\int_Z C_1^2(z)\pi(dz)$$

$$\mu+\varepsilon+\gamma>\frac{\gamma}{2a}+\frac{1}{2}(1+\frac{1}{a})\theta_2^2+(1+\frac{1}{2a})\int_Z C_2^2(z)\pi(dz)$$

$$\mu>\frac{\gamma}{2}+\frac{\theta_1^3}{2}+\int_Z C_3^2(z)\pi(dz)$$

(其中 $a=\beta I^*/(2\mu+\epsilon+\gamma)$)。

那么流行病平衡点 P^* 是随机稳定的。

证明 因 P^* 是系统 (1-2) 的流行病平衡点，所以下面的等式成立

$$\begin{cases} \Lambda = \mu S^*+\beta S^* I^* \\ \beta S^* I^* = (\mu+\varepsilon+\gamma)I^* \\ \gamma I^* = \mu R^* \end{cases} \tag{2-14}$$

定义函数

$$F(e(t),f(t),g(t))=\frac{1}{2}a(e(t)+f(t))^2+\frac{1}{2}f^2(t)+\frac{1}{2}g^2(t)$$

这里 $a>0$ 需要在后面确定。由带跳的 Itô 公式和式 (1-2) 得

$$\begin{aligned}
\mathrm{d}F(e(t),f(t),g(t)) &= LF\mathrm{d}t + a(e(t)+f(t))\theta_1 e(t)\mathrm{d}W_1(t) + [a(e(t)+f(t)) \\
&\quad + f(t)]\theta_2 f(t)\mathrm{d}W_2(t) + \theta_3^2 g^2(t)\mathrm{d}W_3(t) \\
&\quad + \int_Z \Big[a(e(t-)+f(t-))(C_1(z)e(t-)+C_2(z)f(t-)) \\
&\quad + \frac{1}{2}a(C_1(z)e(t-)+C_2(z)f(t-))^2 + C_2(z)f^2(t-) \\
&\quad + \frac{1}{2}C_2^2(z)f^2(t-) + C_3(z)g^2(t-) + \frac{1}{2}C_3^2(z)g^2(t-)\Big]\tilde{N}(\mathrm{d}t,\mathrm{d}z)
\end{aligned}$$

其中

$$\begin{aligned}
LF &= a(e(t)+f(t))[-\mu e(t) - (\mu+\epsilon+\gamma)f(t)] \\
&\quad + f(t)[\beta I^* e(t) + \beta S^* f(t) - (\mu+\varepsilon+\gamma)f(t) + \beta e(t)f(t)] \\
&\quad + g(t)[\gamma f(t) - \mu g(t)] + \frac{1}{2}a\theta_1^2 e^2(t) + \frac{1}{2}(a+1)\theta_2^2 f^2(t) + \frac{1}{2}\theta_3^2 g^2(t) \\
&\quad + \int_Z \Big\{\frac{1}{2}a[C_1(z)e(t)+C_2(z)f(t)]^2 + \frac{1}{2}C_2^2(z)f^2(t) + \frac{1}{2}C_3^2(z)g^2(t)\Big\}\pi(\mathrm{d}z) \\
&= -a\mu e^2(t) - a(\mu+\varepsilon+\gamma)e(t)f(t) - a\mu e(t)f(t) + \beta I^* e(t)f(t) - a(\mu+\varepsilon+\gamma)f^2(t) \\
&\quad + \beta S^* e(t)f^2(t) - (\mu+\varepsilon+\gamma)f^2(t) + \beta e(t)f^2(t) + \gamma g(t)f(t) - \mu g^2(t) + \frac{1}{2}a\theta_1^2 e^2(t) \\
&\quad + \frac{1}{2}(a+1)\theta_2^2 f^2(t) + \frac{1}{2}\theta_3^2 g^2(t) + \int_Z \Big\{\frac{1}{2}a[C_1(z)e(t)+C_2(z)f(t)]^2 \\
&\quad + \frac{1}{2}C_2^2(z)f^2(t) + \frac{1}{2}C_3^2(z)g^2(t)\Big\}\pi(\mathrm{d}z)
\end{aligned}$$

取 $a=\beta S^*/(2\mu+\varepsilon+\gamma)$ 有

$$\begin{aligned}
LF &= -a\mu e^2(t) - a(\mu+\varepsilon+\gamma)f^2(t) + \beta S^* e(t)f^2(t) - (\mu+\varepsilon+\gamma)f^2(t) + \beta e(t)f^2(t) \\
&\quad + \gamma g(t)f(t) - \mu g^2(t) + \frac{1}{2}a\theta_1^2 e^2(t) + \frac{1}{2}(a+1)\theta_2^2 f^2(t) + \frac{1}{2}\theta_3^2 g^2(t) \\
&\quad + \int_Z \Big\{\frac{1}{2}a[C_1(z)e(t)+C_2(z)f(t)]^2 + \frac{1}{2}C_2^2(z)f^2(t) + \frac{1}{2}C_3^2(z)g^2(t)\Big\}\pi(\mathrm{d}z) \\
&\leq -a\Big[\mu - \frac{1}{2}\theta_1^2 - \int_Z C_1^2(z)\pi(\mathrm{d}z)\Big]e^2(t) - a\Big\{(\mu+\varepsilon+\gamma) - \frac{1}{2a}\gamma + \frac{1}{2}(1+\frac{1}{a})\theta_2^2 \\
&\quad + (1+\frac{1}{2a})\int_Z C_2^2(z)\pi(\mathrm{d}z)\Big\}f^2(t) - \Big[\mu - \frac{1}{2}\gamma - \frac{1}{2}\theta_1^3 + \int_Z C_3^2(z)\pi(\mathrm{d}z)\Big]g^2(t) \\
&\quad + \beta e(t)f^2(t) \\
&= -l_1 e^2(t) - l_2 f^2(t) - l_3 g^2(t) + \beta e(t)f^2(t) \\
&\leq -l|Y(t)|^2 + o(|Y(t)|^2) \leq 0
\end{aligned}$$

这里 $Y(t)=(e(t),f(t),g(t)),\ l=\min\{l_1,l_2,l_3\}$。

从第1章的引理 1.3 知系统 (2-13) 的平凡解是随机稳定的。 □

下面举例说明定理 2.4 取 $C_i(z)=-k_iz^2/(1+z^2), z\in[-1,1], (i=1,2,3), \Lambda=0.41, \beta=0.8, \mu=0.35, \varepsilon=0.2, \gamma=0.1, \Delta t=0.002, \theta_1=0.04, \theta_2=0.03, \theta_3=0.02$. 从图中可以观察到，系统 (2-2) 的解过程的样本轨道在流行病平衡点附近波动的幅度主要与其受到的跳干扰的强度有关。从长时间看，它的流行病平衡点附近的解轨道是趋于其平衡点的。也就是说此时疾病将会流行下去。

注解 2.5 定理 2.4 表明带跳的随机模型 (2-2) 的流行病平衡点是随机稳定的，这时的流行病是传播的。但值得注意的是这种随机稳定性是局部的。例如系统 (2-2) 的解过程

$$\begin{aligned}S(t) &= S(0)e^{G_1(t)}+(\Lambda+\theta_1^2S^*)\int_0^t e^{G_1(t)-G_1(r)}\mathrm{d}r+\int_0^t\int_Z\frac{C_1^2(z)S^*}{1+C_1(z)}e^{G_1(t)-G_1(r)}\pi(\mathrm{d}z)\mathrm{d}r\\&\quad-\theta_1S^*\int_0^t e^{G_1(t)-G_1(r)}\mathrm{d}W_1(r)-\int_0^t\int_Z\frac{C_1(z)S^*}{1+C_1(z)}e^{G_1(t)-G_1(r)}\tilde{N}(\mathrm{d}r,\mathrm{d}z)\end{aligned}$$

其中

$$\begin{aligned}G_1(t) &= \exp\left\{\int_0^t\left[-\left(\mu+\beta I(r)+\frac{1}{2}\theta_1^2\right)+\int_Z(\log(1+C_1(z))-C_1(z))\pi(\mathrm{d}z)\right]\mathrm{d}r\right.\\&\quad\left.+\int_0^t\theta_1\mathrm{d}W_1(r)+\int_0^t\int_Z\log(1+C_1(z))\tilde{N}(\mathrm{d}r,\mathrm{d}z)\right\}\end{aligned}$$

很明显，前三项是非负的，而后两项不定号。由 Lévy 过程的性质可知，在一段时间后最后两项的绝对值将会变的非常大，这将导致 $S(t)$ 出现负值。同理可以得到

$$\begin{aligned}I(t) &= I(0)e^{G_2(t)}+\theta_2^2I^*\int_0^t e^{G_2(t)-G_2(r)}\mathrm{d}r+\int_0^t\int_Z\frac{C_2^2(z)I^*}{1+C_2(z)}e^{G_2(t)-G_2(r)}\pi(\mathrm{d}z)\mathrm{d}r\\&\quad-\theta_2I^*\int_0^t e^{G_2(t)-G_2(r)}\mathrm{d}W_2(r)-\int_0^t\int_Z\frac{C_2(z)I^*}{1+C_2(z)}e^{G_2(t)-G_2(r)}\tilde{N}(\mathrm{d}r,\mathrm{d}z)\end{aligned}$$

和

$$\begin{aligned}R(t) &= R(0)e^{G_3(t)}+\int_0^t\left[\theta_3^2R^*+\gamma I(r)\right]e^{G_3(t)-G_3(r)}\mathrm{d}r+\int_0^t\int_Z\frac{C_3^2(z)R^*}{1+C_3(z)}e^{G_3(t)-G_3(r)}\pi(\mathrm{d}z)\mathrm{d}r\\&\quad-\theta_3R^*\int_0^t e^{G_3(t)-G_3(r)}\mathrm{d}W_3(r)-\int_0^t\int_Z\frac{C_3(z)R^*}{1+C_3(z)}e^{G_3(t)-G_3(r)}\tilde{N}(\mathrm{d}r,\mathrm{d}z)\end{aligned}$$

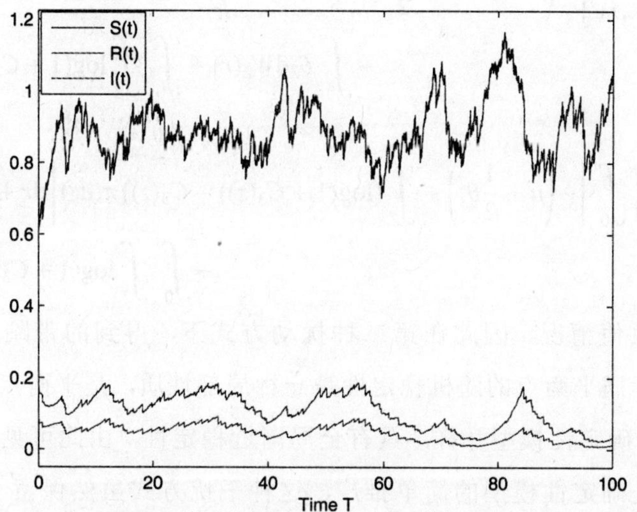

a) 条件 $k_1 = 0.1, k_2 = 0.2, k_3 = 0.3$,$(R_0 > 1)$

a) Condition $k_1 = 0.1, k_2 = 0.2, k_3 = 0.3$,$(R_0 > 1)$

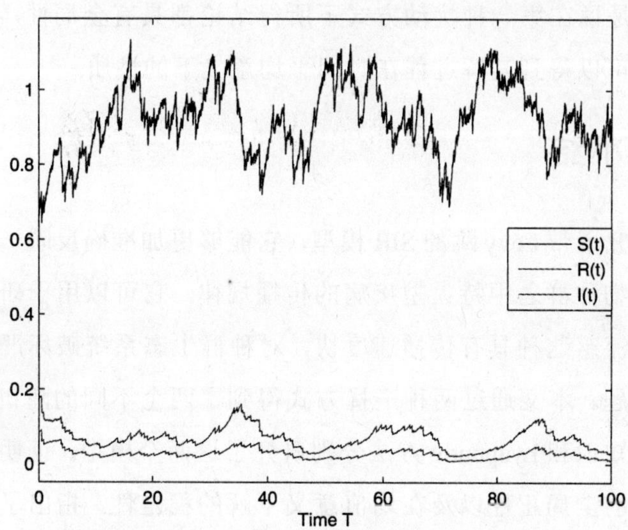

b) 条件 $k_1 = 0.11, k_2 = 0.19, k_3 = 0.3$,$(R_0 > 1)$

b) Condition $k_1 = 0.11, k_2 = 0.19, k_3 = 0.3$,$(R_0 > 1)$

图 2-5 系统 (2-1) 在初值 $S(0) = 0.7, I(0) = 0.2, R(0) = 0.1$, 步长 $\Delta t = 0.002$ 下的解轨道

Fig.2-5 Solutions of system (2-1)) for $S(0) = 0.7, I(0) = 0.2, R(0) = 0.1$, step size $\Delta t = 0.002$

这里

$$G_2(t)=\exp\left\{\int_0^t\left[-\left(\mu+\gamma+\varepsilon+\frac{1}{2}\theta_2^2\right)+\beta S(r)+\int_Z(\log(1+C_2(z))-C_2(z))\pi(\mathrm{d}z)\right]\mathrm{d}r\right.$$
$$\left.+\int_0^t\theta_2\mathrm{d}W_2(r)+\int_0^t\int_Z\log(1+C_2(z))\tilde{N}(\mathrm{d}r,\mathrm{d}z)\right\}$$

和

$$G_3(t)=\exp\left\{\int_0^t\left[-\left(\mu+\frac{1}{2}\theta_3^2\right)+\int_Z(\log(1+C_3(z))-C_3(z))\pi(\mathrm{d}z)\right]\mathrm{d}r+\int_0^t\theta_3\mathrm{d}W_3(r)\right.$$
$$\left.+\int_0^t\int_Z\log(1+C_3(z))\tilde{N}(\mathrm{d}r,\mathrm{d}z)\right\}$$

也会出现负值情况。因此在第二种扰动方式下，得到的带跳的随机模型 (2-2) 的流行病平衡点的随机稳定性是一种局部性质，是平衡点附近解的性质，而不像确定性模型那样，具有全局渐近稳定性。由此可见，加入 Lévy 噪音并不是确定性模型的简单推广，这种干扰方式虽然保留了 P^* 的平衡点特性，但却改变了系统的稳定性。在原确定性模型上加入不同的干扰方式，得到效果也不同。在第一种扰动方式下，虽然 P^* 不再是系统 (2-1) 的平衡点，但是却保留了系统解过程的全局正性，即只要初值为正，解就是正的。也就是说在第一种扰动方式下所得结论都具有全局性，只要满足定理的条件就可以得到其解过程在时间平均意义下的性质。

2.6 本章小结

本章研究了带 Lévy 跳的 SIR 模型，它能够更加准确反映一个范围不太大的地区生物种群之中特大型疾病的传播规律，它可以用于研究像 SARS，高致病性禽流感这种具有传播速度快，对种群生态系统破坏严重等特点的疾病传播问题。本文通过两种干扰方式得到了两个不同的随机模型，利用随机分析的知识和 Lyapunov 方法分别研究了这两个模型。证明了第一个模型的解过程的全局正性以及在均值意义下解的稳定性。指出了在随机干扰不太大的情况下，随机带跳的 SIR 系统的解过程与其确定性系统之间的关系。即当 $R_0<1$ 时，带 Lévy 跳的系统的解过程趋近于确定性系统的无病平衡点，这时疾病是趋于灭绝的；当 $R_0>1$ 时，带 Lévy 跳的系统的解过程在确定性系统的流行病平衡点附近做随机振荡，其幅度与系统所受干扰的大小有关，这时疾病在该地区是持续蔓延的。而且从数值模拟图可以观察到，当系统所受干扰强度有微小变化时，它的解都会有明显的变化。

例如在 SARS 出现时，人们没有意识到它的高传染性和致命性，因此导致了在不到一年的时间里，从开始的几个人病患到全球蔓延，后来人们对易感人群进行卫生防护措施，并要求其不去或少去人多的公共场所；对患者人群或疑似患者人群进行隔离；对康复者人群密切监控，防止其复发等强有力的措施。SARS 很快就灭绝了。而对于高致病性禽流感就会复杂很多。因为鸟没有自律性，几只鸟得病就可能导致一个地区暴发禽流感，它甚至会在其他动物中传播变异。因此人们通常会采取对患病的人隔离，对患病的动物捕杀的策略，目的就是切断病原的传播途径，防止它在全球范围内暴发。

第 3 章 带 Lévy 跳的随机 SEIR 模型

3.1 引言

下面是确定性的 SEIR 模型

$$\begin{cases} \dot{S}(t) = A - \mu S(t) - \beta S(t)I(t) \\ \dot{E}(t) = \beta S(t)I(t) - (\mu + \varepsilon)E(t) \\ \dot{I}(t) = \varepsilon E(t) - (\mu + \gamma)I(t) \\ \dot{R}(t) = \gamma I(t) - \mu R(t) \end{cases} \tag{3-1}$$

其中:

A 是正常数，常数输入率;

$S(t)$ 代表的是易感人群的数量;

$E(t)$ 代表的是易感人群中感染疾病但处于潜伏期的人的数量;

$I(t)$ 代表患者的数量;

$R(t)$ 代表从人群中康复者的数量;

正常数 β 表示易感染人群和患者之间的传染率;

假设四类人群的自然死亡率相等均用正常数 μ 表示;

正常数 ε 为由潜伏期到具有传染能力的患者的转化系数;

正常数 γ 是移出系数。

当 $R_0 = A\beta\varepsilon/(\mu(\mu+\varepsilon)(\mu+\gamma)) < 1$ 时系统 (3-1) 有唯一的正（无病）平衡点 X_0，并且是全局渐近稳定的；当 $R_0 = A\beta\varepsilon/(\mu(\mu+\varepsilon)(\mu+\gamma)) > 1$ 时，系统 (3-1) 有唯一的正（流行病）平衡点 X^*，并且也是全局渐近稳定的。由于传染病的传播存在着很大的不确定性。比如说：在 1993 年，世界著名的网球明星阿什逝世了，死因却令人出乎意料之外，源于他在接受一次手术治疗中，意外地输入了被艾滋病污染的血液而感染上了艾滋病。因此苑成军和蒋达清等人，以及杨青山和毛学荣等人分别提出了带有白噪声干扰的 SEIR 流行病模型，并且证明了平衡点附近的一些稳定性性质。但是有时只考虑引入布朗运动还不够理想。例如在20世纪90 年代中期，法国的“血液丑闻”事件中的 2 500 名患者中，大约有 1 200 人因输血感染了艾滋病。在非洲的扎伊尔，有 5% 的成人和 25% 的儿童由于输血感染上了艾滋病以及其他疾病。这种在短时间内有大量人感染疾病的事件，就可以考虑带 Lévy 跳的随机传染病模型。我们将采取以下方式在模型 (3-1) 中加入随机扰动。首先是成比例的加入扰动，这时得到模型

$$\begin{cases} dS(t) &= (A-\mu S(t)-\beta S(t)I(t))\,dt+\theta_1 S(t)dW_1(t) \\ &\quad +\int_U P_1(u)S(t-)\tilde{N}(dt,du) \\ dE(t) &= (\beta S(t)I(t)-(\mu+\varepsilon)E(t))dt+\theta_2 E(t)dW_2(t) \\ &\quad +\int_U P_2(u)E(t-)\tilde{N}(dt,du) \\ dI(t) &= (\varepsilon E(t)-(\mu+\gamma)I(t))dt+\theta_3 I(t)dW_3(t) \\ &\quad +\int_U P_3(u)I(t-)\tilde{N}(dt,du) \\ dR(t) &= (\gamma I(t)-\mu R(t))dt+\theta_4 R(t)dW_4(t) \\ &\quad +\int_U P_4(u)R(t-)\tilde{N}(dt,du) \end{cases} \tag{3-2}$$

其中 $X(t-)$ 代表$X(t)$ 的左极限， $P_i(u)>-1\ (i=1,2,3,4)$ 表示跳的强度。这里独立的、标准的、$\mathfrak{F}_t$–适应的布朗运动用 $W(t)=(W_1(t),W_2(t),W_3(t),W_4(t))$ 表示。 $(\Omega,\mathfrak{F},\mathrm{P})$ 是完备的概率空间，$\{\mathfrak{F}_t\}_{t\geq 0}$ 是一个滤子。$\theta=(\theta_1,\theta_2,\theta_3,\theta_4)$ 是对应的布朗运动的强度且 $(\theta_i>0)$. $\tilde{N}(t,U)=N(t,U)-\hat{N}(t,U)$ 其中 $\tilde{N}(t,U)$ 是 $\mathfrak{F}_t$–适应的鞅，$\hat{N}(t,U)$ 是 $N(t,U)$ 补偿测度，$N(t,U)$ 是泊松随机测度，测度 $n(dtdu)=E(N(dtdu))$ 满足:$n(dtdu)=\pi(du)dt$ 其中 $\pi(du)$ 是 U 上的测度，$U\subset(0,+\infty)$，且 $\pi(U)<\infty$, $\int_U(|u|^2\wedge 1)\pi(du)<\infty$。第二种扰动方式是当 $R_0=A\beta\varepsilon/(\mu(\mu+\varepsilon)(\mu+\gamma))>1$ 时，以模型 (3-1) 的流行病平衡点做扰动，得到下面的模型

$$\begin{cases} \mathrm{d}S(t) &= (A-\mu S(t)-\beta S(t)I(t))\,\mathrm{d}t+\theta_1\,(S(t)-S^*)\,\mathrm{d}W_1(t) \\ &\quad +\int_U P_1(u)\,(S(t-)-S^*)\,\tilde{N}(\mathrm{d}t,\mathrm{d}u) \\ \mathrm{d}E(t) &= (\beta S(t)I(t)-(\mu+\varepsilon)\,E(t))\,\mathrm{d}t+\theta_2\,(E(t)-E^*)\,\mathrm{d}W_2(t) \\ &\quad +\int_U P_2(u)\,(E(t-)-E^*)\,\tilde{N}(\mathrm{d}t,\mathrm{d}u) \\ \mathrm{d}I(t) &= (\varepsilon E(t)-(\mu+\gamma)I(t))\,\mathrm{d}t+\theta_3\,(I(t)-I^*)\,\mathrm{d}W_3(t) \\ &\quad +\int_U P_3(u)\,(I(t-)-I^*)\,\tilde{N}(\mathrm{d}t,\mathrm{d}u) \\ \mathrm{d}R(t) &= (\gamma I(t)-\mu R(t))\,\mathrm{d}t+\theta_4\,(R(t)-R^*)\,\mathrm{d}W_4(t) \\ &\quad +\int_U P_4(u)\,(R(t-)-R^*)\,\tilde{N}(\mathrm{d}t,\mathrm{d}u) \end{cases} \tag{3-3}$$

不难看出，第一种方式的扰动破坏了 X_0 和 X^* 的平衡点特性；而第二种扰动方式则保留了这个特性，即 X^* 仍然是系统的正平衡点。下面我们将利用 Lyapunov 方法和带跳的 Itô 公式来分别研究模型 (3-2) 和 (3-3) 的随机性质。

3.2 第一种扰动方式下系统的动力学行为

为了证明下面的结论，我们先来做两条假设。对于跳扩散项的系数，我们假设对于每个正整数 $N>0$，存在数 $L_N>0$ 使得:

(H3.1) $\int_U \mid C_i(x,u)-C_i(y,u)\mid^2\ \pi(du)\le L_N\mid x-y\mid^2, i=1,2,3,4$, 其中 $C_1(x,u)=P_1(u)S(t-)$, $C_2(x,u)=P_2(u)E(t-)$, $C_3(x,u)=P_3(u)I(t-)$, $C_4(x,u)=P_4(u)R(t-)$ 并且 $\mid x\mid\vee\mid y\mid\le N$。

(H3.2) $\mid\log(1+P_i(u))\mid\le M_1$, 对于 $P_i(u)>-1$,这里 M_1 是正常数，$i=1,2,3,4$ 。

3.2.1 系统解的全局正性

定理 3.1 设 (H3.1) 和 (H3.2) 成立, 则对于任意给定的初值 $(S(0),E(0),I(0),R(0))\in\mathbb{R}^4_+$, 模型 (3-2) 有唯一的解 $(S(t),E(t),I(t),R(t))\in\mathbb{R}^4_+$ 对于任意$t\ge 0$ 几乎必然确定的。

证明 因为条件 (H3.1) 成立，故模型 (3-2) 的系数是局部 Lipschitz 的，

在 $t \in [0, \eta_e)$ 上 (其中 η_e 是爆炸时) 模型 (3-2) 解的正性只需初值的正性即可，并且这个解是唯一的。因此只需 $\eta_e = \infty$ 几乎必然确定。

由于模型 (3-2) 的前三个方程不含 $R(t)$, 所以可以先不考虑 $R(t)$. 选取正数 k_0 充分大，使得 $S(0), E(0)$ 和 $I(0)$ 都落在区间 $[1/k_0, k_0]$ 内。对于大于 k_0 的每个正数 k ,我们可以定义停时

$$\eta_k = \inf\left\{t \in [0, \eta_e) : \max\{S(t), E(t), I(t)\} \geq k \text{ 或 } \min\{S(t), E(t), I(t)\} \leq \frac{1}{k}\right\}$$

易知，当 $k \uparrow \infty$ 时，η_k 单调递增是几乎必然确定的。

设

$$\eta_\infty = \lim_{k\uparrow\infty} \eta_k$$

显然有

$$\eta_\infty \leq \eta_e \quad \text{a.s.}$$

下证 $\eta_\infty = \infty$.

反证法：设 $\eta_\infty < \infty$, 即 $\exists$ 正常数 N 以及 $0 < \delta < 1$ 有

$$p(\eta_\infty \leq N) \geq \delta \tag{3-4}$$

成立。因此，存在某个常数 $k \geq k_0$ 使得

$$p(\eta_k \leq N) \geq \delta$$

成立。

我们选取

$$G(S(t), E(t), I(t)) = \left(S(t) - q - q\log\frac{S(t)}{q}\right) + (E(t) - 1 - \log E(t)) + (I(t) - 1 - \log I(t))$$

其中正常数 q 在后面确定。由不等式

$$x - 1 - \log x \geq 0, \quad \forall x \geq 0$$

可知，$G(S(t), E(t), I(t)) \geq 0$. 利用带跳的 Itô 公式计算得

$$\begin{aligned}
\mathrm{d}G(S(t), E(t), I(t)) = \quad & LG(S(t), E(t), I(t))\mathrm{d}t + (S(t) - q)\theta_1 \mathrm{d}W_1(t) \\
& + (E(t) - 1)\theta_2 \mathrm{d}W_2(t) + (I(t) - 1)\theta_3 \mathrm{d}W_3(t) \\
& + \int_u \Big[(P_1(u)S(t-) - q\log(1 + P_1(u))) + (P_2(u)E(t-) \\
& - \log(1 + P_2(u))) + (P_3(u)I(t-) - \log(1 + P_3(u)))\Big]\tilde{N}(\mathrm{d}t, \mathrm{d}u)
\end{aligned}$$

这里

$$\begin{aligned} LG(S(t),E(t),I(t)) &= \left(1-\frac{q}{S(t)}\right)(A-\mu S(t)-\beta S(t)I(t)) \\ &+\left(1-\frac{1}{E(t)}\right)(\beta S(t)I(t)-(\mu+\varepsilon)E(t)) \\ &\left(1-\frac{1}{I(t)}\right)(\varepsilon E(t)-(\mu+\gamma)I(t))+\frac{1}{2}q\theta_1^2+\frac{1}{2}\theta_2^2+\frac{1}{2}\theta_3^2 \\ &+\int_u[(qP_1(u)-q\log(1+P_1(u)))+(P_2(u) \\ &-\log(1+P_2(u)))+(P_3(u)-\log(1+P_3(u)))]\pi(\mathrm{d}u) \\ &= A-\mu S(t)-\frac{qA}{S(t)}+\mu q+q\beta I(t)-\mu E(t)-\frac{\beta S(t)I(t)}{E(t)} \\ &+(\mu+\varepsilon)-(\mu+\gamma)I(t)-\frac{\varepsilon E(t)}{I(t)}+(\mu+\gamma)+\frac{1}{2}q\theta_1^2+\frac{1}{2}\theta_2^2 \\ &+\frac{1}{2}\theta_3^2+\int_u\bigg[(qP_1(u)-q\log(1+P_1(u)))+(P_2(u) \\ &-\log(1+P_2(u)))+(P_3(u)-\log(1+P_3(u)))\bigg]\pi(\mathrm{d}u) \end{aligned}$$

取 $q\le(\mu+\gamma)/\beta$，并且由假设 (H3.2) 和不等式 $x-\log(x+1)\ge 0$，$\forall x>-1$，我们有

$$\begin{aligned} LG(S(t),E(t),I(t)) &\le A+\mu q+q\beta I(t)+2\mu+\varepsilon+\gamma+\frac{1}{2}q\theta_1^2+\frac{1}{2}\theta_2^2+\frac{1}{2}\theta_3^2 \\ &+\int_u[(qP_1(u)-q\log(1+P_1(u)))+(P_2(u)-\log(1+P_2(u))) \\ &+(P_3(u)-\log(1+P_3(u)))]\pi(\mathrm{d}u)=:M \end{aligned}$$

因此

$$\begin{aligned} \int_0^{\eta_k\wedge N}\mathrm{d}G(S(t),E(t),I(t)) &\le \int_0^{\eta_k\wedge N}M\mathrm{d}t+\int_0^{\eta_k\wedge N}\{(S(t)-q)\theta_1\mathrm{d}W_1(t)+(E(t)-1)\theta_2\mathrm{d}W_2(t) \\ &+(I(t)-1)\theta_3\mathrm{d}W_3(t)\}+\int_u[(P_1(u)S(t-)-q\log(1+P_1(u))) \\ &+(P_2(u)E(t-)-\log(1+P_2(u)))+(P_3(u)I(t-) \\ &-\log(1+P_3(u)))]\tilde{N}(\mathrm{d}t,\mathrm{d}u) \end{aligned}$$

进而有

$$EG(S(\eta_k\wedge N),E(\eta_k\wedge N),I(\eta_k\wedge N))\le G(S(0),E(0),I(0))+MN \tag{3-5}$$

设 $A_k=\{\eta_k\le N\}$ 对于任意的 $k\ge k_0$, 并且由式(3-4)知

$$P(A_k)\ge\delta$$

对每个固定的 $\omega\in A_k$, $S(\eta_k,\omega)$, $E(\eta_k,\omega)$ 和 $I(\eta_k,\omega)$ 要么等于 k 要么等于 $1/k$. 再由式 (3-5) 得

$$\begin{aligned} G(S(0),E(0),I(0))+MN &\geq E[I_{\Omega_k}F(S(\eta_k,\omega),E(\eta_k\wedge N),I(\eta_k,\omega))] \\ &\geq \delta[(k-q-q\log\tfrac{k}{q})\wedge(\tfrac{1}{k}-q-q\log\tfrac{1}{qk}) \\ &\quad \wedge(k-1-\log k)\wedge(\tfrac{1}{k}-1-\log\tfrac{1}{k})] \end{aligned}$$

令 $k\to\infty$，导致了 $\infty>F(S(0),E(0),I(0))+MN=\infty$ 的出现，这说明 $\eta_\infty=\infty$ a.s.，即 $S(t)\in\mathbb{R}_+$, $E(t)\in\mathbb{R}_+$ 以及 $I(t)\in\mathbb{R}_+$ a.s.。

下面我们来讨论 $R(t)$ 的全局正性。仍然利用第2章的引理 2.1 可得 $R(t)$ 可以显式表示为

$$R(t)=R(0)\phi(t)+\phi(t)\int_0^t\phi^{-1}(\lambda)\gamma I(\lambda)\mathrm{d}\lambda$$

这里

$$\begin{aligned} \phi(t)= \ & \exp\left\{\int_0^t[-(\mu+\tfrac{1}{2}\theta_4^2)+\int_U(\log(1+P_4(u))-P_4(u))\pi(\mathrm{d}u)]\mathrm{d}\lambda\right. \\ & \left.+\int_0^t\theta_4\mathrm{d}W_4(\lambda)+\int_0^t\int_U\log(1+P_4(u))\tilde{N}(\mathrm{d}\lambda,\mathrm{d}u)\right\} \end{aligned}$$

由于 $I(t)\in\mathbb{R}_+$ a.s.，所以 $R(t)\in\mathbb{R}_+$ a.s.。 □

3.2.2 系统的解过程在原系统无病平衡点附近的渐近性质

正如前面所提到的，由于 X_0 已经不是随机带跳的系统 (3-2) 的平衡点了，那么系统 (3-2) 的解会如何变化，是否与 X_0 有关，下面我们就来研究一下这个问题。

(H3.3) 设 $S(t)\geq A/\mu$ 成立。

定理 3.2 若条件 (H3.1)，(H3.2) 和 (H3.3) 均成立，$R_0=A\beta\varepsilon/(\mu(\mu+\varepsilon)(\mu+\gamma))<1$ 并且满足：

i) $\mu>\theta_1^2+3\int_U P_1^2(u)\pi(\mathrm{d}u)$;

ii) $2\mu>\theta_2^2+3\int_U P_2^2(u)\pi(\mathrm{d}u)$;

iii) $2\mu+2\gamma+2c_2(\mu+\gamma)>\frac{1}{2}c_1+\frac{1}{20}+(1+c_2)\theta_3^2+\int_U(3+c_2)P_3^2(u)\pi(\mathrm{d}u)$。

则对于任意给定的初值 $(S(0),E(0),I(0),R(0))\in\mathbb{R}_+^4$，模型 (3-2) 的解 $(S(t),E(t),I(t),R(t))\in\mathbb{R}_+^4$ 并且有下面的性质

$$\limsup_{t\to\infty}\frac{1}{t}\quad E\int_0^t\left[\left(S(\sigma)-\frac{A}{\mu}\right)^2+E^2(\sigma)+I^2(\sigma)+R(\sigma)\right]\mathrm{d}\sigma\leq\frac{M}{a_4}$$

其中

$$M = 2\theta_1^2\tfrac{A^2}{\mu^2} + \tfrac{1}{20}\gamma^2 + \tfrac{(2\mu+\gamma)A^2}{\mu^2} + 6\int_U \tfrac{A^2}{\mu^2}P_1^2(u)\pi(\mathrm{d}u)$$

$$a_1 = 2\mu - 2\theta_1^2 - 6\int_U P_1^2(u)\pi(\mathrm{d}u)$$

$$a_2 = 2\mu - \theta_2^2 - 3\int_U P_2^2(u)\pi(\mathrm{d}u)$$

$$a_3 = 2\mu + 2\gamma + 2c_2(\mu+\gamma) - \tfrac{1}{2}c_1 - \tfrac{1}{20} - (1+c_2)\theta_3^2 - \int_U (3+c_2)P_3^2(u)\pi(\mathrm{d}u)$$

$$a_4 = \min\{a_1, a_2, a_3, \tfrac{1}{10}\}$$

证明 做变换 $k(t) = S(t) - A/\mu$, $l(t) = E(t)$, $m(t) = I(t)$, $n(t) = R(t)$，则系统 (3-2) 变为

$$\begin{cases} \mathrm{d}k(t) = (-\mu k(t) - \beta k(t)m(t) - \beta\frac{A}{\mu}m(t))\mathrm{d}t + \theta_1(k(t)+\frac{A}{\mu})\mathrm{d}W_1(t) \\ \qquad + \int_U P_1(u)(k(t-)+\frac{A}{\mu})\tilde{N}(\mathrm{d}t,\mathrm{d}u) \\ \mathrm{d}l(t) = (\beta k(t)m(t) + \beta\frac{A}{\mu}m(t) - (\mu+\varepsilon)l(t))\mathrm{d}t + \theta_2 l(t)\mathrm{d}W_2(t) \\ \qquad + \int_U P_2(u)l(t-)\tilde{N}(\mathrm{d}t,\mathrm{d}u) \\ \mathrm{d}m(t) = (\varepsilon l(t) - (\mu+\gamma)m(t))\mathrm{d}t + \theta_3 m(t)\mathrm{d}W_3(t) \\ \qquad + \int_U P_3(u)m(t-)\tilde{N}(\mathrm{d}t,\mathrm{d}u) \\ \mathrm{d}n(t) = (\gamma m(t) - \mu n(t))\mathrm{d}t + \theta_4 n(t)\mathrm{d}W_4(t) \\ \qquad + \int_U P_4(u)n(t-)\tilde{N}(\mathrm{d}t,\mathrm{d}u) \end{cases} \tag{3-6}$$

令

$$G(k(t), l(t), m(t), n(t)) = (k(t)+l(t)+m(t))^2 + c_1 l(t) + c_2 m^2(t) + \frac{1}{10}n(t)$$

其中 c_i （i=1,2 ）是正常数，由后面确定。不难看出 G 是 C^2–函数。应用带跳的 Itô 公式得

$$\begin{aligned} \mathrm{d}G(t) = {} & LG\mathrm{d}t + 2(k(t)+l(t)+m(t))\Big[\theta_1(k(t)+\frac{A}{\mu})\mathrm{d}W_1(t) + \theta_2 l(t)\mathrm{d}W_2(t) \\ & +\theta_3 m(t)\mathrm{d}W_3(t)\Big] + c_1\theta_2 l(t)\mathrm{d}W_2(t) + 2c_2\theta_3 m^2(t)\mathrm{d}W_3(t) + \frac{1}{10}\theta_4 n(t)\mathrm{d}W_4(t) \\ & + \int_U \Big[P_1(u)\Big(k(t-)+\frac{A}{\mu}\Big) + P_2(u)l(t-) + P_3(u)m(t-)\Big]^2 \tilde{N}(\mathrm{d}t,\mathrm{d}u) \\ & +2\int_U (k(t-)+l(t-)+m(t-))\Big[P_1(u)\Big(k(t-)+\frac{A}{\mu}\Big) + P_2(u)l(t-) \\ & +P_3(u)m(t-)\Big]\tilde{N}(\mathrm{d}t,\mathrm{d}u) + \int_U [c_1P_2(u)l(t-) + c_2P_3^2(u)m^2(t-) \\ & +2c_2P_3(u)m^2(t-) + \frac{1}{10}P_4(u)n(t-)]\tilde{N}(\mathrm{d}t,\mathrm{d}u) \end{aligned} \tag{3-7}$$

其中

$$
\begin{aligned}
LG &= -2(k(t)+l(t)+m(t))(\mu k(t)+\mu l(t)+\mu m(t)+\gamma m(t)) \\
&\quad + c_1\left(\beta k(t)m(t)+\beta\frac{A}{\mu}m(t)-(\mu+\varepsilon)l(t)\right)+2c_2m(t)[\varepsilon l(t)-(\mu+\gamma)m(t)] \\
&\quad + \frac{1}{10}[\gamma m(t)-\mu n(t)]+\theta_1^2(k(t)+\frac{A}{\mu})^2+\theta_2^2l^2(t)+\theta_3^2(1+c_2)m^2(t) \\
&\quad + \int_U\left\{\left[P_1(u)\left(k(t)+\frac{A}{\mu}\right)+P_2(u)l(t)+P_3(u)m(t)\right]^2+c_2P_3^2(u)m^2(t)\right\}\pi(\mathrm{d}u) \\
&= -(2\mu-\theta_1^2)k^2(t)-(2\mu-\theta_2^2)l^2(t)-[(2\mu+2c_2(\mu+\gamma)+2\gamma-\theta_3^2(1+c_2)]m^2(t) \\
&\quad -4\mu k(t)l(t)-c_1(\mu+\varepsilon)l(t)+(-4\mu-2\gamma+c_1\beta)k(t)m(t) \\
&\quad +(2c_2\varepsilon-4\mu-2\gamma)m(t)l(t)+c_1\beta\frac{A}{\mu}m(t)+\frac{1}{10}\gamma m(t)-\frac{1}{10}\mu n(t) \\
&\quad +2\frac{A}{\mu}k(t)\theta_1^2+\frac{A^2}{\mu^2}\theta_1^2+\int_U\left\{\left[P_1(u)\left(k(t)+\frac{A}{\mu}\right)\right.\right. \\
&\quad \left.\left.+P_2(u)l(t)+P_3(u)m(t)\right]^2+c_2P_3^2(u)m^2(t)\right\}\pi(\mathrm{d}u)
\end{aligned}
$$

取 $c_1=(4\mu+2\gamma)/\beta$， $c_2=(2\mu+\gamma)/\varepsilon$ 分别使得

$$-4\mu-2\gamma+c_1\beta=0$$

以及

$$2c_2\varepsilon-4\mu-2\gamma=0$$

进而有

$$
\begin{aligned}
LG &\le -(2\mu-2\theta_1^2)k^2(t)-(2\mu-\theta_2^2)l^2(t)-[(2\mu+2c_2(\mu+\gamma)+2\gamma-\theta_3^2(1+c_2)]m^2(t) \\
&\quad +c_1\beta\tfrac{A}{\mu}m(t)+\tfrac{1}{10}\gamma m(t)-\tfrac{1}{10}\mu n(t)+2\tfrac{A}{\mu}k(t)\theta_1^2+\tfrac{A^2}{\mu^2}\theta_1^2 \\
&\quad +\int_U\left\{\left[P_1(u)\left(k(t)+\tfrac{A}{\mu}\right)+P_2(u)l(t)+P_3(u)m(t)\right]^2+c_2P_3^2(u)m^2(t)\right\}\pi(\mathrm{d}u)
\end{aligned}
$$

应用不等式 $2ab\le a^2+b^2$ 和 $(a+b+c)^2\le 3a^2+3b^2+3c^2$, 得

$$
\begin{aligned}
LG &\le -(2\mu-2\theta_1^2-6\int_U P_1^2(u)\pi(\mathrm{d}u))k^2(t)-(2\mu-\theta_2^2-3\int_U P_2^2(u)\pi(\mathrm{d}u))l^2(t) \\
&\quad -[2\mu+2\gamma+2c_2(\mu+\gamma)-\frac{1}{2}c_1-\frac{1}{20}-(1+c_2)\theta_3^2 \\
&\quad -\int_U(3+c_2)P_3^2(u)\pi(\mathrm{d}u)]m^2(t)-\frac{1}{10}\mu n(t)+M
\end{aligned}
\tag{3-8}
$$

这里

$$M=2\theta_1^2\frac{A^2}{\mu^2}+\frac{1}{20}\gamma^2+\frac{(2\mu+\gamma)A^2}{\mu^2}+6\int_U\frac{A^2}{\mu^2}P_1^2(u)\pi(\mathrm{d}u)$$

在 (3-7) 两端从 0 到 t 积分并取数学期望得

$$EG(k(t), l(t), m(t), n(t)) = G(k(0), l(0), m(0), n(0)) + E\int_0^t LG\mathrm{d}\sigma$$

再由式(3-8)得

$$\begin{aligned} 0 \ \leq\ & EG(k(t), l(t), m(t), n(t)) \leq G(k(0), l(0), m(0), n(0)) \\ & -E\int_0^t \Big\{(2\mu - 2\theta_1^2 - 6\int_U P_1^2(u)\pi(\mathrm{d}u))k^2(\sigma) - (2\mu - \theta_2^2 - 3\int_U P_2^2(u)\pi(\mathrm{d}u))l^2(\sigma) \\ & -[2\mu + 2\gamma + 2c_2(\mu+\gamma) - \frac{1}{2}c_1 - \frac{1}{20} - (1+c_2)\theta_3^2 - \int_U (3+c_2)P_3^2(u)\pi(\mathrm{d}u)]m^2(\sigma) \\ & -\frac{1}{10}\mu n(\sigma)\Big\}\mathrm{d}\sigma + Mt \end{aligned}$$

因此

$$\limsup_{t\to\infty} \frac{1}{t} \quad E\int_0^t \left[\left(S(\sigma) - \frac{A}{\mu}\right)^2 + E^2(\sigma) + I^2(\sigma) + R(\sigma)\right]\mathrm{d}\sigma \leq \frac{M}{a_4}$$

其中:

$M = 2\theta_1^2\frac{A^2}{\mu^2} + \frac{1}{20}\gamma^2 + \frac{(2\mu+\gamma)A^2}{\mu^2} + 6\int_U \frac{A^2}{\mu^2}P_1^2(u)\pi(\mathrm{d}u)$;

$a_1 = 2\mu - 2\theta_1^2 - 6\int_U P_1^2(u)\pi(\mathrm{d}u)$;

$a_2 = 2\mu - \theta_2^2 - 3\int_U P_2^2(u)\pi(\mathrm{d}u)$;

$a_3 = 2\mu + 2\gamma + 2c_2(\mu+\gamma) - \frac{1}{2}c_1 - \frac{1}{20} - (1+c_2)\theta_3^2 - \int_U (3+c_2)P_3^2(u)\pi(\mathrm{d}u)$;

$a_4 = \min\{a_1, a_2, a_3, \frac{1}{10}\}$。 □

注解 3.1 定理 3.2 表明随机带跳的系统 (3-2) 的解过程的样本轨道是有界的，并且在系统 (3-1) 的无病平衡点附近振荡；而且振动的剧烈程度与随机干扰的强度 θ_i 和 P_i (i=1, 2, 3) 是有关系的。并且从定理的条件可以看出系统 (3-2) 解的有界性与第四个方程无关。于是我们可以得到下面更便于应用的定理。

定理 3.3 假设条件 (H3.1) , (H3.2) 和 (H3.3) 都成立, $R_0 = A\beta\varepsilon/(\mu(\mu+\varepsilon)(\mu+\gamma)) < 1$ 并且满足:

i) $\mu > \theta_1^2 + 3\int_U P_1^2(u)\pi(\mathrm{d}u)$;

ii) $2\mu > \theta_2^2 + 3\int_U P_2^2(u)\pi(\mathrm{d}u)$;

iii) $2\mu + 2\gamma > \theta_3^2 + 3\int_U P_3^2(u)\pi(\mathrm{d}u)$。

则对于任意给定的初值 $(S(0), E(0), I(0), R(0)) \in \mathbb{R}_+^4$，模型 (3-2) 的解 $(S(t), E(t), I(t), R(t)) \in \mathbb{R}_+^4$ 并且有下面的性质

$$\limsup_{t\to\infty} \frac{1}{t} \quad E\int_0^t \left[\left(S(\sigma) - \frac{A}{\mu}\right)^2 + E^2(\sigma) + I^2(\sigma)\right] \mathrm{d}\sigma \le M_1$$

其中

$$M_1 = \frac{[2\theta_1^2 + 6\int_U P_1^2(u)\pi(\mathrm{d}u)]\frac{A^2}{\mu^2}}{k_1}$$

$$k_1 = \min\left\{ \begin{array}{l} \mu - \theta_1^2 - 3\int_U P_1^2(u)\pi(\mathrm{d}u),\ 2\mu - \theta_2^2 - 3\int_U P_2^2(u)\pi(\mathrm{d}u), \\ 2\mu + 2\gamma - \theta_3^2 - 3\int_U P_3^2(u)\pi(\mathrm{d}u) \end{array} \right\}$$

证明 只考虑系统 (3-6) 的前三个方程。定义函数

$$G(k(t), l(t), m(t)) = (k(t) + l(t) + m(t))^2 + c_3 l(t) + c_4 m(t)$$

其中 c_3，c_4 是正常数，需要在后面确定。不难看出 G 是 C^2-函数。应用带跳的 Itô 公式得

$$\begin{aligned} \mathrm{d}G(t) \quad = \quad & LG\mathrm{d}t + 2(k(t) + l(t) + m(t))\Big[\theta_1(k(t) + \frac{A}{\mu})\mathrm{d}W_1(t) + \theta_2 l(t)\mathrm{d}W_2(t) \\ & +\theta_3 m(t)\mathrm{d}W_3(t)\Big] + c_3\theta_2 l(t)\mathrm{d}W_2(t) + c_4\theta_3 m(t)\mathrm{d}W_3(t) \\ & + \int_U \left[P_1(u)\left(k(t-) + \frac{A}{\mu}\right) + P_2(u)l(t-) + P_3(u)m(t-)\right]^2 \tilde{N}(\mathrm{d}t, \mathrm{d}u) \\ & +2\int_U (k(t-) + l(t-) + m(t-))\left[P_1(u)\left(k(t-) + \frac{A}{\mu}\right) + P_2(u)l(t-)\right. \\ & \left. +P_3(u)m(t-) + c_3P_2(u)l(t-) + c_4P_3(u)m(t-)\right]\tilde{N}(\mathrm{d}t, \mathrm{d}u) \end{aligned} \tag{3-9}$$

其中

$$\begin{aligned} LG \quad = \quad & -2(k(t) + l(t) + m(t))(\mu k(t) + \mu l(t) + \mu m(t) + \gamma m(t)) \\ & +c_3\left(\beta k(t)m(t) + \beta\frac{A}{\mu}m(t) - (\mu + \varepsilon)l(t)\right) + c_4 m(t)[\varepsilon l(t) - (\mu + \gamma)m(t)] \\ & +\theta_1^2(k(t) + \frac{A}{\mu})^2 + \theta_2^2 l^2(t) + \theta_3^2 m^2(t) \\ & + \int_U \left[P_1(u)\left(k(t) + \frac{A}{\mu}\right) + P_2(u)l(t) + P_3(u)m(t)\right]^2 \pi(\mathrm{d}u) \\ = \quad & -2\mu k^2(t) - 2\mu l^2(t) - 2(\mu + \gamma)m^2(t) - 4\mu k(t)l(t) - (4\mu + 2\gamma)m(t)l(t) \end{aligned}$$

$$+(c_3\beta-4\mu-2\gamma)k(t)m(t)+[c_4\varepsilon-c_3(\mu+\varepsilon)]l(t)$$
$$+[c_3\beta\frac{A}{\mu}-c_4(\mu+\gamma)]m(t)+\theta_1^2(k(t)+\frac{A}{\mu})^2+\theta_2^2l^2(t)+\theta_3^2m^2(t)$$
$$+\int_U\Big[P_1(u)\Big(k(t)+\frac{A}{\mu}\Big)+P_2(u)l(t)+P_3(u)m(t)\Big]^2\pi(\mathrm{d}u)$$

取 $c_3=(4\mu+2\gamma)/\beta$， $c_4=(4\mu+2\gamma)(\mu+\varepsilon)/(\beta\varepsilon)$ 使得 $c_3\beta-4\mu-2\gamma=0$ 以及 $c_4\varepsilon-c_3(\mu+\varepsilon)=0$ 。又因为

$$\begin{aligned}c_3\beta\frac{A}{\mu}-c_4(\mu+\gamma) &= \frac{A(4\mu+2\gamma)}{\mu}\left(1-\frac{\mu(\mu+\varepsilon)(\mu+\gamma)}{A\beta\varepsilon}\right)\\ &= \frac{A(4\mu+2\gamma)}{\mu}\left(1-\frac{1}{R_0}\right)<0\end{aligned}$$

因此有

$$\begin{aligned}LG &< -2\mu k^2(t)-2\mu l^2(t)-2(\mu+\gamma)m^2(t)+\theta_1^2(k(t)+\frac{A}{\mu})^2+\theta_2^2l^2(t)+\theta_3^2m^2(t)\\ &\quad+\int_U\Big[P_1(u)\Big(k(t)+\frac{A}{\mu}\Big)+P_2(u)l(t)+P_3(u)m(t)\Big]^2\pi(\mathrm{d}u)\\ &\le -(2\mu-2\theta_1^2)k^2(t)-(2\mu-\theta_2^2)l^2(t)-(2\mu+2\gamma-\theta_3^2)m^2(t)+2\frac{A^2}{\mu^2}\theta_1^2\\ &\quad+\int_U\Big[P_1(u)\Big(k(t)+\frac{A}{\mu}\Big)+P_2(u)l(t)+P_3(u)m(t)\Big]^2\pi(\mathrm{d}u)\end{aligned}$$

应用不等式 $2ab\le a^2+b^2$ 和 $(a+b+c)^2\le 3a^2+3b^2+3c^2$ 得

$$\begin{aligned}LG &\le -(2\mu-2\theta_1^2-6\int_U P_1^2(u)\pi(\mathrm{d}u))k^2(t)-(2\mu-\theta_2^2\\ &\quad-3\int_U P_2^2(u)\pi(\mathrm{d}u))l^2(t)-[2\mu+2\gamma-\theta_3^2-3\int_U P_3^2(u)\pi(\mathrm{d}u)]m^2(t)\\ &\quad+[2\theta_1^2+6\int_U P_1^2(u)\pi(\mathrm{d}u)]\frac{A^2}{\mu^2}\end{aligned}\tag{3-10}$$

在 (3-9) 两端从 0 到 t 积分并取数学期望得

$$EG(k(t),l(t),m(t))=G(k(0),l(0),m(0))+E\int_0^t LG\mathrm{d}\sigma$$

再由式(3-10)得

$$\begin{aligned}0 &\le EG(k(t),l(t),m(t))\le G(k(0),l(0),m(0))\\ &\quad-E\int_0^t\Big\{[2\mu-2\theta_1^2-6\int_U P_1^2(u)\pi(\mathrm{d}u)]k^2(\sigma)-[2\mu-\theta_2^2-3\int_U P_2^2(u)\pi(\mathrm{d}u)]l^2(\sigma)\end{aligned}$$

$$-[2\mu+2\gamma-\theta_3^2-3\int_U P_3^2(u)\pi(\mathrm{d}u)]m^2(\sigma)\Big\}\mathrm{d}\sigma+[2\theta_1^2+6\int_U P_1^2(u)\pi(\mathrm{d}u)]\frac{A^2}{\mu^2}t$$

因此

$$\limsup_{t\to\infty}\frac{1}{t}\quad E\int_0^t\left[\left(S(\sigma)-\frac{A}{\mu}\right)^2+E^2(\sigma)+I^2(\sigma)\right]\mathrm{d}\sigma\leq\frac{M_1}{k_1}$$

其中

$$M_1=\frac{[2\theta_1^2+6\int_U P_1^2(u)\pi(\mathrm{d}u)]\frac{A^2}{\mu^2}}{k_1}$$

$$k_1=\min\Big\{\quad\mu-\theta_1^2-3\int_U P_1^2(u)\pi(\mathrm{d}u),\ 2\mu-\theta_2^2-3\int_U P_2^2(u)\pi(\mathrm{d}u),\\ 2\mu+2\gamma-\theta_3^2-3\int_U P_3^2(u)\pi(\mathrm{d}u)\Big\}$$

□

注解 3.2 定理 3.3 表明随机带跳的系统 (3-2) 的解过程的样本轨道是有界的，并且在系统 (3-1) 的无病平衡点附近振荡；而且振动的剧烈程度与随机干扰的强度 θ_i 和 P_i (i=1, 2, 3) 是有关系的。也就是说，在随机干扰不大的情况下，疾病是趋于灭绝的。

下面我们来举一个例子说明定理 3.2 和定理 3.3 (见图 (3-1))，取 $P_i(u)=-k_iu^2/(1+u^2),(i=1,2,3,4),\ \ u\in[-1,1],\ \ A=0.05,\ \ \beta=0.4,\ \ \mu=0.2,\ \ \varepsilon=0.1,\ \ \gamma=0.1,\ \ \theta_1=0.05,\ \ \theta_2=0.04,\ \ \theta_3=0.01,\ \ \theta_4=0.01,\ \ k_1=0.15,\ \ k_2=0.25,\ \ k_3=0.3,\ \ k_4=0.1,(S(0),E(0),I(0),R(0))=(0.55,0.2,0.1,0.15)$)。

以上条件同时满足定理 3.2 和定理 3.3 的条件，从图中不难看出系统 (3-2) 解过程的样本轨道在系统 (3-1) 的平衡点附近振荡，并且其幅度是有界的。

注解 3.3 现在分析当 $R_0<1$ 时，白噪声干扰和 Lévy 跳噪音对模型的影响。当 $\theta_i\neq0,P_i(u)=0,(i=1,2,3)$ 时，定理 3.3 的结论变为

$$\limsup_{t\to\infty}\frac{1}{t}\quad E\int_0^t\left[\left(S(\sigma)-\frac{A}{\mu}\right)^2+E^2(\sigma)+I^2(\sigma)\right]\mathrm{d}\sigma\leq\frac{2\theta_1^2A^2}{\mu^2k_1'}$$

其中 $k_1'=\min\left\{\mu-\theta_1^2,\ 2\mu-\theta_2^2,\ 2\mu+2\gamma-\theta_3^2\right\}$。此时随机带跳的系统 (3-2) 的解过程的样本轨道的振幅变小。当 $\theta_i=0,P_i(u)=0,(i=1,2,3)$ 时，定理 3.3 的结论变为

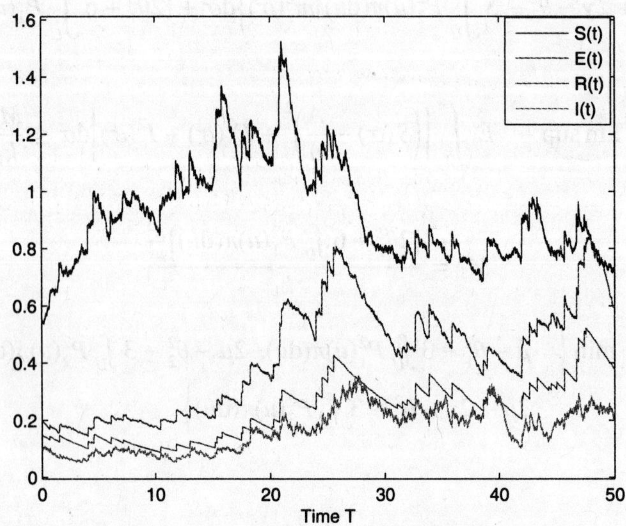

图 3-1 当 $R<1$ 时，系统 (3-2) 的解轨线

Fig.3-1 Solutions of system (3-2), $R<1$

$$\limsup_{t\to\infty}\frac{1}{t}\quad E\int_0^t\left[\left(S(\sigma)-\frac{A}{\mu}\right)^2+E^2(\sigma)+I^2(\sigma)\right]\mathrm{d}\sigma\le 0$$

此时说明 $X(t)\to P_0(A/\mu,0,0,0),(t\to\infty)$, 其中 $X(t)$ 是系统 (3-2) 的解过程，这说明传染病将趋于灭绝。

3.2.3 系统的解过程在原系统流行病平衡点附近的渐近性质

在本节中，我们讨论随机带跳的系统 (3-2) 的解在确定性系统的正流行病平衡点附近是怎样变化的?

定理 3.4 假设 (H3.1) 和 (H3.2) 成立，如果 $R_0=A\beta\varepsilon/(\mu(\mu+\varepsilon)(\mu+\gamma))>1$ 并且满足以下条件

$$4\mu>\frac{1}{2}\theta_1^2+2\int_U P_1^2(u)\pi(\mathrm{d}u)$$

$$3\mu>\frac{1}{2}\theta_2^2+2\int_U P_2^2(u)\pi(\mathrm{d}u)$$

$$2\mu+\frac{2\mu(\mu+\gamma)}{\varepsilon}>\frac{1}{2}\theta_3^2\frac{2\mu+\varepsilon}{\varepsilon}+\frac{\mu+2\varepsilon}{\varepsilon}\int_U P_3^2(u)\pi(\mathrm{d}u)$$

和

$$3\mu + \frac{2\mu^2}{\gamma} > \frac{1}{2}\theta_4^2\frac{2\mu+\gamma}{\gamma} + \frac{\mu+2\gamma}{\gamma}\int_U P_4^2(u)\pi(\mathrm{d}u)$$

那么对于任意给定的初值 $(S(0), E(0), I(0), R(0)) \in \mathbb{R}_+^4$，系统 (3-2) 的解 $(S(t), E(t), I(t), R(t)) \in \mathbb{R}_+^4$ 并且有性质

$$\begin{aligned}
\limsup_{t\to\infty}\frac{1}{t}\quad & E\int_0^t \left\{\left[S(\sigma) - \frac{4\mu}{\alpha_1}S^*\right]^2 + \left[E(\sigma) - \frac{3\mu}{\alpha_2}E^*\right]^2\right.\\
&\left. + \left[I(\sigma) - \frac{2\mu\varepsilon + 2\mu(\mu+\gamma)}{\varepsilon\alpha_3}I^*\right]^2 + \left[R(\sigma) - \frac{3\mu\gamma + 2\mu^2}{\gamma\alpha_4}R^*\right]^2\right\}\mathrm{d}\sigma\\
\leq & \frac{\Lambda}{\alpha}
\end{aligned}$$

其中

$$\alpha_1 = 4\mu - \frac{1}{2}\theta_1^2 - 2\int_U P_1^2(u)\pi(\mathrm{d}u)$$

$$\alpha_2 = 3\mu - \frac{1}{2}\theta_2^2 - 2\int_U P_2^2(u)\pi(\mathrm{d}u)$$

$$\alpha_3 = 2\mu + \frac{2\mu(\mu+\gamma)}{\varepsilon} - \frac{1}{2}\theta_3^2\frac{2\mu+\varepsilon}{\varepsilon} - \frac{\mu+2\varepsilon}{\varepsilon}\int_U P_3^2(u)\pi(\mathrm{d}u)$$

$$\alpha_4 = 3\mu + \frac{2\mu^2}{\gamma} - \frac{1}{2}\theta_4^2\frac{2\mu+\gamma}{\gamma} - \frac{\mu+2\gamma}{\gamma}\int_U P_4^2(u)\pi(\mathrm{d}u)$$

$$\alpha = \min\{\alpha_1, \alpha_2, \alpha_3, \alpha_4\}$$

$$\begin{aligned}
\Lambda = & \frac{2\mu\theta_1^2 + 8\mu\int_U P_1^2(u)\pi(\mathrm{d}u)}{\alpha_1}(S^*)^2 + \frac{\frac{3}{2}\mu\theta_2^2 + 6\mu\int_U P_2^2(u)\pi(\mathrm{d}u)}{\alpha_2}(E^*)^2\\
& + \frac{[2\mu\varepsilon + 2\mu(\mu+\gamma)][\frac{1}{2}\theta_3^2(2\mu+\varepsilon) + (\mu+2\varepsilon)\int_U P_3^2(u)\pi(\mathrm{d}u)]}{\varepsilon\alpha_3}(I^*)^2\\
& + \frac{(3\mu\gamma + 2\mu^2)[\frac{1}{2}\theta_4^2(2\mu+\gamma) + (\mu+2\gamma)\int_U P_4^2(u)\pi(\mathrm{d}u)]}{\gamma\alpha_4}(R^*)^2
\end{aligned}$$

证明 定义函数

$$\begin{aligned} G(S(t),E(t),I(t),R(t)) &= \frac{1}{2}(S(t)-S^*+E(t)-E^*+I(t)-I^*+R(t)-R^*)^2 \\ &\quad +a(I(t)-I^*)^2+b(R(t)-R^*)^2 \end{aligned}$$

其中正常数 a 和 b 需要在后面确定。显然函数 G 是 C^2-类函数，并且是正定的。由带跳的 Itô 公式计算得

$$\begin{aligned} \mathrm{d}G(S(t),E(t),I(t),R(t)) &= LG\mathrm{d}t+[S(t)-S^*+E(t)-E^*+I(t)-I^*+R(t)-R^*] \\ &\quad \times[\theta_1 S(t)\mathrm{d}W_1(t)+\theta_2 E(t)\mathrm{d}W_2(t)+\theta_3 I(t)\mathrm{d}W_3(t) \\ &\quad +\theta_4 R(t)\mathrm{d}W_4(t)]+2\theta_3 a(I(t)-I^*)I(t)\mathrm{d}W_3(t) \\ &\quad +2b\theta_4(R(t)-R^*)R(t)\mathrm{d}W_4(t)+\int_U\Big\{(S(t-)-S^*+E(t-) \\ &\quad -E^*+I(t-)-I^*+R(t-)-R^*)\times\Big(P_1(u)S(t-) \\ &\quad +P_2(u)E(t-)+P_3(u)I(t-)+P_4(u)R(t-)\Big)+ \\ &\quad \frac{1}{2}[P_1(u)S(t-)+P_2(u)E(t-)+P_3(u)I(t-)+P_4(u)R(t-)]^2 \\ &\quad +2aP_3(u)(I(t-)-I^*)I(t-)+aP_3^2(u)I^2(t-)+2b(R(t-) \\ &\quad -R^*)P_4(u)R(t-)+bP_4^2(u)R^2(t-)\Big\}\tilde{N}(\mathrm{d}t,\mathrm{d}u) \end{aligned} \tag{3-11}$$

其中

$$\begin{aligned} LG &= [S(t)-S^*+E(t)-E^*+I(t)-I^*+R(t)-R^*][A-\mu(S(t)+E(t)+I(t) \\ &\quad +R(t))]+2a[I(t)-I^*][\varepsilon E(t)-(\mu+\gamma)I(t)]+2b[R(t)-R^*][\gamma I(t)-\mu R(t)] \\ &\quad +\frac{1}{2}\theta_1^2 S^2(t)+\frac{1}{2}\theta_2^2 E^2(t)+\frac{1}{2}\theta_3^2(1+2a)I^2(t)+\frac{1}{2}\theta_4^2(1+2b)R^2(t) \\ &\quad +\int_U\Big\{\frac{1}{2}[P_1(u)S(t)+P_2(u)E(t)+P_3(u)I(t)+P_4(u)R(t)]^2 \\ &\quad +aP_3^2(u)I^2(t)+bP_4^2(u)R^2(t)\Big\}\pi(\mathrm{d}u) \end{aligned}$$

因为 (S^*,E^*,I^*,R^*) 是模型 (3-1) 的流行病平衡点，所以有下面的事实成立。

$$\begin{cases} A = \mu(S^*+E^*+I^*+R^*)=\mu S^*+\beta S^*I^* \\ \beta S^*I^* = (\mu+\varepsilon)E^* \\ \varepsilon E^* = (\mu+\gamma)I^* \\ \gamma I^* = \mu R^* \end{cases} \tag{3-12}$$

因此

$$
\begin{aligned}
LG \ = \ & -\mu[S(t)-S^*+E(t)-E^*+I(t)-I^*+R(t)-R^*]^2 \\
& +2a[I(t)-I^*][\varepsilon(E(t)-E^*)-(\mu+\gamma)(I(t)-I^*)] \\
& +2b[R(t)-R^*][\gamma(I(t)-I^*)-\mu(R(t)-R^*)]+\frac{1}{2}\theta_1^2S^2(t) \\
& +\frac{1}{2}\theta_2^2E^2(t)+\frac{1}{2}\theta_3^2(1+2a)I^2(t)+\frac{1}{2}\theta_4^2(1+2b)R^2(t) \\
& +\int_U\Big\{\frac{1}{2}[P_1(u)S(t)+P_2(u)E(t)+P_3(u)I(t)+P_4(u)R(t)]^2 \\
& +aP_3^2(u)I^2(t)+bP_4^2(u)R^2(t)\Big\}\pi(\mathrm{d}u)
\end{aligned}
$$

由基本不等式 $2ab \le a^2+b^2$ 知

$$
\begin{aligned}
LG \ \le \ & -\mu[4(S(t)-S^*)^2+3(E(t)-E^*)^2+2(I(t)-I^*)^2+3(R(t)-R^*)^2] \\
& +(2a\varepsilon-2\mu)[I(t)-I^*](E(t)-E^*)+(2b\gamma-2\mu)[I(t)-I^*][R(t)-R^*] \\
& -2a(\mu+\gamma)[I(t)-I^*]^2-2b\mu[R(t)-R^*]^2+\frac{1}{2}\theta_1^2S^2(t) \\
& +\frac{1}{2}\theta_2^2E^2(t)+\frac{1}{2}\theta_3^2(1+2a)I^2(t)+\frac{1}{2}\theta_4^2(1+2b)R^2(t) \\
& +\int_U\Big\{\frac{1}{2}[P_1(u)S(t)+P_2(u)E(t)+P_3(u)I(t)+P_4(u)R(t)]^2 \\
& +aP_3^2(u)I^2(t)+bP_4^2(u)R^2(t)\Big\}\pi(\mathrm{d}u)
\end{aligned}
$$

取 $a=\mu/\varepsilon$ 和 $b=\mu/\gamma$ 分别使得 $2a\varepsilon-2\mu=0$ 和 $2b\gamma-2\mu=0$. 再利用不等式

$$
(a+b+c+d)^2 \le 4a^2+4b^2+4c^2+4d^2
$$

可以得到

$$
\begin{aligned}
LG \ \le \ & -\alpha_1[S(t)-\frac{4\mu}{\alpha_1}S^*]^2-\alpha_2[E(t)-\frac{3\mu}{\alpha_2}E^*]^2-\alpha_3[I(t)-\frac{2\mu\varepsilon+2\mu(\mu+\gamma)}{\varepsilon\alpha_3}I^*]^2 \\
& -\alpha_4[R(t)-\frac{3\mu\gamma+2\mu^2}{\gamma\alpha_4}R^*]^2+\Lambda
\end{aligned}
$$

其中

$$
\alpha_1 = 4\mu-\frac{1}{2}\theta_1^2-2\int_U P_1^2(u)\pi(\mathrm{d}u)
$$

$$
\alpha_2 = 3\mu-\frac{1}{2}\theta_2^2-2\int_U P_2^2(u)\pi(\mathrm{d}u)
$$

$$
\alpha_3 = 2\mu+\frac{2\mu(\mu+\gamma)}{\varepsilon}-\frac{1}{2}\theta_3^2\frac{2\mu+\varepsilon}{\varepsilon}-\frac{\mu+2\varepsilon}{\varepsilon}\int_U P_3^2(u)\pi(\mathrm{d}u)
$$

$$\alpha_4 = 3\mu + \frac{2\mu^2}{\gamma} - \frac{1}{2}\theta_4^2\frac{2\mu+\gamma}{\gamma} - \frac{\mu+2\gamma}{\gamma}\int_U P_4^2(u)\pi(\mathrm{d}u)$$

$$\begin{aligned}\Lambda = &\frac{2\mu\theta_1^2 + 8\mu\int_U P_1^2(u)\pi(\mathrm{d}u)}{\alpha_1}(S^*)^2 + \frac{\frac{3}{2}\mu\theta_2^2 + 6\mu\int_U P_2^2(u)\pi(\mathrm{d}u)}{\alpha_2}(E^*)^2\\ &+\frac{[2\mu\varepsilon + 2\mu(\mu+\gamma)][\frac{1}{2}\theta_3^2(2\mu+\varepsilon) + (\mu+2\varepsilon)\int_U P_3^2(u)\pi(\mathrm{d}u)]}{\varepsilon\alpha_3}(I^*)^2\\ &+\frac{(3\mu\gamma+2\mu^2)[\frac{1}{2}\theta_4^2(2\mu+\gamma) + (\mu+2\gamma)\int_U P_4^2(u)\pi(\mathrm{d}u)]}{\gamma\alpha_4}(R^*)^2\end{aligned}$$

在 (3-11) 两端从 0 到 t 积分并取数学期望有

$$\begin{aligned}0 \ \le\ & EG(S(t), E(t), I(t), R(t))\\ =\ & G(S(0), E(0), I(0), R(0)) + E\int_0^t LG\mathrm{d}\sigma\\ \le\ & G(S(0), E(0), I(0), R(0)) + E\int_0^t\Big\{-\alpha_1[S(\sigma) - \frac{4\mu}{\alpha_1}S^*]^2\\ & -\alpha_2[E(\sigma) - \frac{3\mu}{\alpha_2}E^*]^2 - \alpha_3[I(\sigma) - \frac{2\mu\varepsilon + 2\mu(\mu+\gamma)}{\varepsilon\alpha_3}I^*]^2\\ & -\alpha_4[R(\sigma) - \frac{3\mu\gamma + 2\mu^2}{\gamma\alpha_4}R^*]^2 + \Lambda\Big\}\mathrm{d}\sigma\end{aligned}$$

因此

$$\begin{aligned}\limsup_{t\to\infty}\frac{1}{t}\ & E\int_0^t\Big\{[S(\sigma) - \frac{4\mu}{\alpha_1}S^*]^2 + [E(\sigma) - \frac{3\mu}{\alpha_2}E^*]^2\\ & + \left[I(\sigma) - \frac{2\mu\varepsilon + 2\mu(\mu+\gamma)}{\varepsilon\alpha_3}I^*\right]^2 + \left[R(\sigma) - \frac{3\mu\gamma+2\mu^2}{\gamma\alpha_4}R^*\right]^2\Big\}\mathrm{d}\sigma\\ & \le \frac{\Lambda}{\alpha}\end{aligned}$$

这里 $\alpha = \min\{\alpha_1, \alpha_2, \alpha_3, \alpha_4\}$。 □

注解 3.4 定理 3.4 表明模型 (3-2) 的解过程在系统 (3-1) 的流行病平衡点附近作随机振荡，其幅度与噪音的强度 θ_i 和 P_i 有关。更近进一步，白噪声和跳噪音值趋于零，随机 SEIR 模型 (3-2) 解过程$(S(t), E(t), I(t), R(t)) \to (S^*, E^*, I^*, R^*)$, (S^*, E^*, I^*, R^*) 是确定性 SEIR 模型 (3-1) 的流行病平衡点。

下面我们通过例子来说明定理 3.4，见图 (3-2)，取 $P_i(u) = -k_iu^2/(1+u^2)$, $u \in [-1, 1]$, $(i = 1, 2, 3, 4)$, $A = 0.5$, $\beta = 0.5$, $\mu = 0.2$, $\varepsilon = 0.1$, $\gamma = 0.1$, $\theta_1 = 0.03$, $\theta_2 = 0.04$, $\theta_3 = 0.03$, $\theta_4 = 0.05$, $k_1 =$

0.2, $k_2 = 0.3$, $k_3 = 0.4$, $k_4 = 0.4$, $(S(0), E(0), I(0), R(0)) = (0.55, 0.2, 0.1, 0.15)$)。

图 (3-2) 表明，当扰动不太大，并且满足定理 3.4 的条件时 (3-2) 解过程的样本轨道在 (3-1) 的平衡点附近振荡。

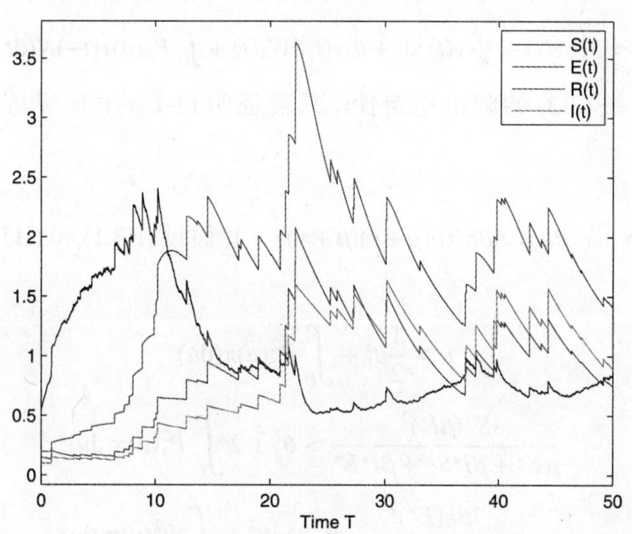

图 3-2 当 $R > 1$ 时，系统 (3-2) 的解轨线

Fig.3-2 Solutions of system (3-2), $R > 1$

3.3 第二种扰动方式下系统的动力学性质

我们知道模型 (3-3) 是通过对模型 (3-1) 围绕流行病平衡点加入随机扰动得到的。这种干扰方式的优点是：它保留了 X^* 是模型平衡点的特性，也就是当 $R_0 > 1$ 时，X^* 是模型 (3-3) 的正(流行病)平衡点；缺点是不能保证系统解的全局正性。所以我们只考虑系统 (3-3) 的流行病平衡点 X^* 附近解的稳定性。

令 $x(t) = S(t) - S^*$, $y(t) = E(t) - E^*$, $z(t) = I(t) - I^*$, $v(t) = R(t) - R^*$，并由式 (3-12) 得

$$\begin{cases} \mathrm{d}x(t) &= (-\mu x(t) - \beta I^* x(t) - \beta S^* z(t) - \beta x(t)z(t))\mathrm{d}t + \theta_1 x(t)\mathrm{d}W_1(t) \\ &\quad + \int_U P_1(u)x(t-)\tilde{N}(\mathrm{d}t, \mathrm{d}u) \\ \mathrm{d}y(t) &= \left(\beta I^* x(t) + \beta S^* z(t) - \frac{\beta S^* I^*}{E^*} y(t) + \beta x(t)z(t)\right)\mathrm{d}t + \theta_2 y(t)\mathrm{d}W_2(t) \\ &\quad + \int_U P_2(u)y(t-)\tilde{N}(\mathrm{d}t, \mathrm{d}u) \\ \mathrm{d}z(t) &= \left(\varepsilon y(t) - \frac{\varepsilon E^*}{I^*} z(t)\right)\mathrm{d}t + \theta_3 z(t)\mathrm{d}W_3(t) + \int_U P_3(u)z(t-)\tilde{N}(\mathrm{d}t, \mathrm{d}u) \\ \mathrm{d}v(t) &= \left(\gamma z(t) - \frac{\gamma I^*}{R^*} v(t)\right)\mathrm{d}t + \theta_4 v(t)\mathrm{d}W_4(t) + \int_U P_4(u)v(t-)\tilde{N}(\mathrm{d}t, \mathrm{d}u) \end{cases} \tag{3-13}$$

显然要证系统 (3-3) 的随机稳定性，只需证明 (3-13) 平凡解是随机稳定性的。

定理 3.5 若 $R_0 = A\beta\varepsilon/(\mu(\mu+\varepsilon)(\mu+\gamma)) > 1$, 假设 (H3.1),和 (H3.2) 成立，并且满足条件

$$\mu > \frac{1}{2}\theta_1^2 + \int_U P_1^2(u)\pi(\mathrm{d}u)$$

$$\frac{S^*(\beta I^*)^2}{\mu E^* + \beta I^* S^* + \beta I^* E^*} > \theta_2^2 + 2\int_U P_2^2(u)\pi(\mathrm{d}u)$$

$$\frac{7\beta\varepsilon(E^*)^2}{8(\mu E^* + \beta I^* S^* + \beta I^* E^*)} > \theta_3^2 + \int_U P_3^2(u)\pi(\mathrm{d}u)$$

和

$$\frac{\gamma I^*}{R^*} > \theta_4^2 + \int_U P_4^2(u)\pi(\mathrm{d}u)$$

那么 X^* 随机稳定的。

证明 定义

$$G(x(t), y(t), z(t), v(t)) = \frac{1}{2}[b_1(x(t) + y(t))^2 + y^2(t) + b_2 z^2(t) + b_3 v^2(t)]$$

显然 G 是正定的 C^2-函数。为了简单起见，我们将 $G(x(t), y(t), z(t), v(t))$ 分为两部分，即

$$G(x(t), y(t), z(t), v(t)) = G_1(x(t), y(t), z(t), v(t)) + G_2(x(t), y(t), z(t), v(t))$$

其中

$$G_1(x(t), y(t), z(t), v(t)) = \frac{1}{2}[b_1(x(t) + y(t))^2 + y^2(t)]$$

以及

$$G_2(x(t), y(t), z(t), v(t))) = \frac{1}{2}[b_2 z^2(t) + b_3 v^2(t)]$$

正常数 b_1, b_2, b_3 需要到后面确定。应用带跳的 Itô 公式得

$$\begin{aligned}
LG_1 &= b_1[x(t)+y(t)]\Big[-\mu x(t) - \beta\frac{S^*I^*}{E^*}y(t)\Big] + \frac{1}{2}b_1\theta_1^2 x^2(t) + \frac{1}{2}b_1\theta_2^2 y^2(t)\\
&\quad + y(t)\Big[\beta I^* x(t) + \beta S^* z(t) - \frac{\beta S^* I^*}{E^*}y(t) + \beta x(t)z(t)\Big] + \frac{1}{2}\theta_2^2 y^2(t)\\
&\quad + \int_U \frac{1}{2}\Big\{P_2^2(u)y^2(t) + b_1[P_1(u)x(t) + P_2(u)y(t)]^2\Big\}\pi(\mathrm{d}u)\\
&= -b_1\Big(\mu - \frac{1}{2}\theta_1^2\Big)x^2(t) - (b_1+1)\Big[\beta S^* I^* E^* - \frac{1}{2}\theta_2^2(E^*)^2\Big]\Big(\frac{y(t)}{E^*}\Big)^2\\
&\quad + \Big[\beta I^* - b_1\Big(\mu + \frac{\beta S^* I^*}{E^*}\Big)\Big]x(t)y(t) + \beta S^* I^* E^* \frac{y(t)}{E^*}\frac{z(t)}{I^*} + \beta x(t)y(t)z(t)\\
&\quad + \int_U \frac{1}{2}\Big\{P_2^2(u)y^2(t) + b_1[P_1(u)x(t) + P_2(u)y(t)]^2\Big\}\pi(\mathrm{d}u)
\end{aligned}$$

选取 $b_1 = (\beta I^* E^*)/(\mu E^* + \beta S^* I^*)$，则

$$\beta I^* - b_1(\mu + \frac{\beta S^* I^*}{E^*}) = 0$$

再由不等式 $2ab \le a^2 + b^2$ 得

$$\begin{aligned}
LG_1 &\le -b_1\Big(\mu - \frac{1}{2}\theta_1^2 - \int_U P_1^2(u)\pi(\mathrm{d}u)\Big)x^2(t) + \frac{1}{2}\beta S^* I^* E^*\Big(\frac{z(t)}{I^*}\Big)^2 + \beta x(t)y(t)z(t)\\
&\quad - \frac{1}{2}\Big[\beta S^* I^* E^* - \theta_2^2(E^*)^2 + 2b_1\beta S^* I^* E^* - b_1\theta_2^2(E^*)^2\\
&\quad - \int_U (1+2b_1)(E^*)^2 P_2^2(u)\pi(\mathrm{d}u)\Big]\Big(\frac{y(t)}{E^*}\Big)^2
\end{aligned}$$

类似地, 由带跳的 Itô 公式可得

$$\begin{aligned}
LG_2 &= b_2 z(t)\Big[\varepsilon y(t) - \frac{\varepsilon E^*}{I^*}z(t)\Big] + \frac{1}{2}b_2\theta_3^2 z^2(t) + \int_U \frac{1}{2}b_2 P_3^2(u) z^2(t)\pi(\mathrm{d}u)\\
&\quad + b_3 v(t)\Big[\gamma z(t) - \frac{\gamma I^*}{R^*}v(t)\Big] + \frac{1}{2}b_3\theta_4^2 v^2(t) + \int_U \frac{1}{2}b_3 P_4^2(u)v^2(t)\pi(\mathrm{d}u)\\
&= -b_2\Big[\varepsilon E^* I^* - \frac{1}{2}\theta_3^2(I^*)^2 - \frac{1}{2}(I^*)^2\int_U P_3^2(u)\pi(\mathrm{d}u)\Big]\Big(\frac{z(t)}{I^*}\Big)^2\\
&\quad + b_2\varepsilon E^* I^* \frac{y(t)}{E^*}\frac{z(t)}{I^*} + b_3\gamma R^* I^* \frac{z(t)}{I^*}\frac{v(t)}{R^*}\\
&\quad - b_3\Big[\gamma R^* I^* - \frac{1}{2}\theta_4^2(R^*)^2 - \frac{1}{2}(R^*)^2\int_U P_4^2(u)\pi(\mathrm{d}u)\Big]\Big(\frac{v(t)}{R^*}\Big)^2\\
&\le -\frac{1}{2}\Big[b_2\varepsilon E^* I^* - b_2\theta_3^2(I^*)^2 - b_2(I^*)^2\int_U P_3^2(u)\pi(\mathrm{d}u) - b_3\gamma R^* I^*\Big]\Big(\frac{z(t)}{I^*}\Big)^2\\
&\quad - \frac{1}{2}b_3\Big[\gamma R^* I^* - \theta_4^2(R^*)^2 - (R^*)^2\int_U P_4^2(u)\pi(\mathrm{d}u)\Big]\Big(\frac{v(t)}{R^*}\Big)^2
\end{aligned}$$

$$+\frac{1}{2}b_2\varepsilon E^*I^*\left(\frac{y(t)}{E^*}\right)^2$$

因此

$$\begin{aligned}
LG &= LG_1 + LG_2 \le -b_1\left(\mu - \frac{1}{2}\theta_1^2 - \int_U P_1^2(u)\pi(\mathrm{d}u)\right)x^2(t) \\
&-\frac{1}{2}\Big[\beta S^*I^*E^* - \theta_2^2(E^*)^2 + 2b_1\beta S^*I^*E^* - b_1\theta_2^2(E^*)^2 \\
&- \int_U (1+2b_1)(E^*)^2P_2^2(u)\pi(\mathrm{d}u) - b_2\varepsilon E^*I^*\Big]\left(\frac{y(t)}{E^*}\right)^2 \\
&-\frac{1}{2}\Big[b_2\varepsilon E^*I^* - b_2\theta_3^2(I^*)^2 - b_2(I^*)^2\int_U P_3^2(u)\pi(\mathrm{d}u) \\
&-b_3\gamma R^*I^* - \beta S^*I^*E^*\Big]\left(\frac{z(t)}{I^*}\right)^2 \\
&-\frac{1}{2}b_3\Big[\gamma R^*I^* - \theta_4^2(R^*)^2 - (R^*)^2\int_U P_4^2(u)\pi(\mathrm{d}u)\Big]\left(\frac{v(t)}{R^*}\right)^2 + \beta x(t)y(t)z(t)
\end{aligned}$$

选取 $b_2 = (1+b_1)\beta S^*/\varepsilon$， $b_3 = b_1\beta S^*E^*/(8\gamma R^*)$, 再由定理的条件知

$$LG \le -\xi|\omega(t)|^2 + o(|\omega(t)|^2) \le 0$$

其中

$\omega(t) = (x(t), y(t), z(t), v(t)), \xi = \min\{\xi_1, \xi_2, \xi_3, \xi_4\}$

$\xi_1 = \mu - \frac{1}{2}\theta_1^2 - \int_U P_1^2(u)\pi(\mathrm{d}u)$

$$\begin{aligned}
\xi_2 &= \beta S^*I^*E^* - \theta_2^2(E^*)^2 + 2b_1\beta S^*I^*E^* - b_1\theta_2^2(E^*)^2 - \int_U (1+2b_1)(E^*)^2P_2^2(u)\pi(\mathrm{d}u) \\
&-b_2\varepsilon E^*I^*
\end{aligned}$$

$\xi_3 = b_2\varepsilon E^*I^* - b_2\theta_3^2(I^*)^2 - b_2(I^*)^2\int_U P_3^2(u)\pi(\mathrm{d}u) - b_3\gamma R^*I^* - \beta S^*I^*E^*$

$\xi_4 = \gamma R^*I^* - \theta_4^2(R^*)^2 - (R^*)^2\int_U P_4^2(u)\pi(\mathrm{d}u)$

从第1章的引理 1.3 知系统 (3-13) 的平凡解是随机稳定的。 □

下面我们通过例子来说明定理 3.4, 见图 (3-3)， 取 $P_i(u) = -k_iu^2/(1+u^2), (i=1,2,3,4)$, $u\in[-1,1]$, $A=0.5$, $\beta=0.5$, $\mu=0.2$, $\varepsilon=0.1$, $\gamma=0.1$, $\theta_1=0.02$, $\theta_2=0.01$, $\theta_3=0.08$, $\theta_4=0.03$, $k_1=0.3$, $k_2=0.1$, $k_3=0.6$, $k_4=0.25$, $(S(0),E(0),I(0),R(0))=(0.55,0.2,0.1,0.15)$。

图 (3-3) 说明了系统 (3-3) 的平衡点是随机稳定的。

注解 3.5 定理 3.5 表明带 Lévy 跳的随机模型 (3-3) 的流行病平衡点是随

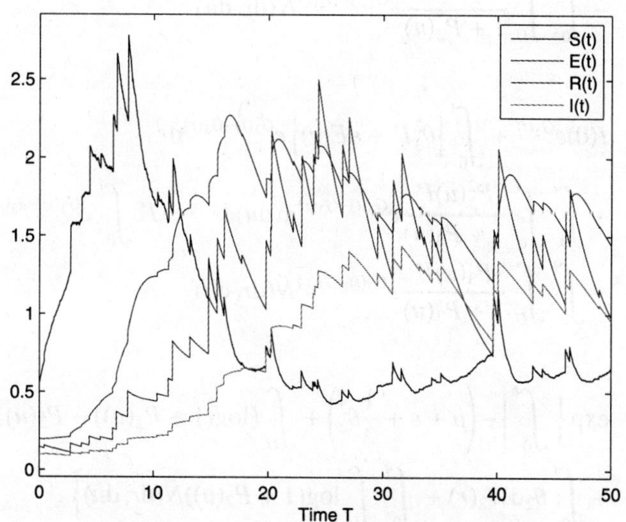

图 3-3 当 $R>1$ 时，系统 (3-3) 的解轨线

Fig.3-3 Solutions of system (3-3), $R>1$

机稳定的。这时的流行病是持续传播的。应当注意这并不是其对应的确定性模型的简单推广，因为它的稳定性不再是全局的，而是局部的。例如系统 (3-3) 的解过程

$$\begin{aligned} S(t) &= S(0)e^{G_1(t)} + (A+\theta_1^2 S^*)\int_0^t e^{G_1(t)-G_1(r)}\mathrm{d}r + \int_0^t\int_U \frac{P_1^2(u)S^*}{1+P_1(u)}e^{G_1(t)-G_1(r)}\pi(\mathrm{d}u)\mathrm{d}r \\ &\quad -\theta_1 S^*\int_0^t e^{G_1(t)-G_1(r)}\mathrm{d}W_1(r) - \int_0^t\int_U \frac{P_1(u)S^*}{1+P_1(u)}e^{G_1(t)-G_1(r)}\tilde{N}(\mathrm{d}r,\mathrm{d}u) \end{aligned}$$

其中

$$\begin{aligned} G_1(t) &= \exp\left\{\int_0^t\left[-\left(\mu+\beta I(r)+\frac{1}{2}\theta_1^2\right)+\int_U(\log(1+P_1(u))-P_1(u))\pi(\mathrm{d}u)\right]\mathrm{d}r\right. \\ &\quad \left.+\int_0^t\theta_1\mathrm{d}W_1(r)+\int_0^t\int_U\log(1+P_1(u))\tilde{N}(\mathrm{d}r,\mathrm{d}u)\right\} \end{aligned}$$

由于前三项是非负的，而后两项不定号。由 Lévy 过程的性质可知，经过一段时间后最后两项的绝对值将会变的非常大，这将导致 $S(t)$ 出现负值。同理

$$\begin{aligned} E(t) &= E(0)e^{G_2(t)} + \theta_2^2 E^*\int_0^t \beta S(r)I(r)e^{G_2(t)-G_2(r)}\mathrm{d}r \\ &\quad + \int_0^t\int_U \frac{P_2^2(u)E^*}{1+P_2(u)}e^{G_2(t)-G_2(r)}\pi(\mathrm{d}u)\mathrm{d}r - \theta_2 E^*\int_0^t e^{G_2(t)-G_2(r)}\mathrm{d}W_2(r) \end{aligned}$$

$$
-\int_0^t \int_U \frac{P_2(u)E^*}{1+P_2(u)} e^{G_2(t)-G_2(r)} \tilde{N}(\mathrm{d}r, \mathrm{d}u)
$$

和

$$
\begin{aligned}
I(t) &= I(0)e^{G_3(t)} + \int_0^t \left[\theta_3^2 I^* + \varepsilon E(r)\right] e^{G_3(t)-G_3(r)} \mathrm{d}r \\
&\quad + \int_0^t \int_U \frac{P_3^2(u)I^*}{1+P_3(u)} e^{G_3(t)-G_3(r)} \pi(\mathrm{d}u)\mathrm{d}r - \theta_3 I^* \int_0^t e^{G_3(t)-G_3(r)} \mathrm{d}W_3(r) \\
&\quad - \int_0^t \int_U \frac{P_3(u)I^*}{1+P_3(u)} e^{G_3(t)-G_3(r)} \tilde{N}(\mathrm{d}r, \mathrm{d}u)
\end{aligned}
$$

这里

$$
\begin{aligned}
G_2(t) &= \exp\left\{ \int_0^t \left[-\left(\mu + \varepsilon + \frac{1}{2}\theta_2^2\right) + \int_U (\log(1+P_2(u)) - P_2(u))\pi(\mathrm{d}u) \right] \mathrm{d}r \right. \\
&\quad \left. + \int_0^t \theta_2 \mathrm{d}W_2(r) + \int_0^t \int_U \log(1+P_2(u)) \tilde{N}(\mathrm{d}r, \mathrm{d}u) \right\}
\end{aligned}
$$

以及

$$
\begin{aligned}
G_3(t) &= \exp\left\{ \int_0^t \left[-\left(\mu + \gamma + \frac{1}{2}\theta_3^2\right) + \int_U (\log(1+P_3(u)) - P_3(u))\pi(\mathrm{d}u) \right] \mathrm{d}r \right. \\
&\quad \left. + \int_0^t \theta_3 \mathrm{d}W_3(r) + \int_0^t \int_U \log(1+P_3(u)) \tilde{N}(\mathrm{d}r, \mathrm{d}u) \right\}
\end{aligned}
$$

也会出现负值情况。因此第二种扰动方式虽然保留了 P^* 的平衡点特性，但却改变了系统的稳定性。在第一种扰动方式下，虽然 P^* 不再是系统 (2-1) 的平衡点，但是却保留了系统解过程的全局正性，即只要初值为正，解就是正的。也就是说在第一种扰动方式下所得结论都具有全局性，只要满足定理的条件就可以得到其解过程在时间平均意义下的稳定性。

3.4 本章小结

在这一章里，我们研究了一个带 Lévy 跳的随机 SEIR 模型。用它来描述类似于法国“血液丑闻”这样的因输血、共用医疗器械等医疗事故所导致的疾病大范围传播的问题。为此类事件提供一个理论模型。本文采用了两种不同的干扰方式分别得到了两个随机系统。在第一种随机扰动下，利用 Lyapunov 函数和带跳的 Itô 公式得到了该系统正解的全局性和在时间平均意义下的解的稳定性。找到了带有 Lévy 跳的 SEIR 模型与其对应的确定性模型的关系，给出了传染病灭绝和持续传播的充分条件。在另一种扰动下，利用随机分析的知识和 Lyapunov 方法证明了该系统的正平衡点是随机稳定的，给出了传染病持续传播的充分条件。而且通过数值仿真进一步验证了定理的正确性。这些结果对于研究带有潜伏期的，特别是潜伏期较长的、传染性较大的疾病的预防与控制问题是十分有意义的。

第 4 章 Lévy 噪音驱动的艾滋病模型

4.1 引言

艾滋病是人类有史以来最为关注的疾病之一，原因不仅仅在于一旦患上艾滋病就无药可救，而且也在于它的传播范围之广和死亡率之高。艾滋病出现以来，至少已经导致 3 000 万人死亡，据悉目前大约还有 3 300 万人是艾滋病病毒的携带者，仅在 2007 年因感染艾滋病死亡的人数就在 210 万左右。因此必须了解艾滋病的传播规律，才能有效地防控艾滋病。也正是基于这个原因，人们开始利用数学模型来研究它。模型

$$
\begin{cases}
\dot{S}(t) = & \mu A - \mu S(t) - \sum\limits_{j=1}^{n} \beta_j S(t) I_j(t) \\
\dot{I}_k(t) = & p_k \sum\limits_{j=1}^{n} \beta_j S(t) I_j(t) - (\mu + \gamma_k) I_k(t) \\
\dot{R}(t) = & \sum\limits_{k=1}^{n} \gamma_k I_k(t) - \delta R(t) \\
 & k = 1, 2, \ldots, n
\end{cases} \tag{4-1}
$$

是由 Ma 等人所研究的。其中各变量、符号如下：

$S(t)$：易感染者数量；

$I_k(t)$ $(k = 1, 2, \ldots, n)$：是将患者按个体差异分成 n 个部分中的第 k 个群体；

A：易感人群的初始数量；

$R(t)$：移出者数量 (患病后被隔离的人)；

$\beta_j \geq 0$：是 $S(t)$ 和 $I_j(t)$ 之间的传染率；

$p_k \geq 0$：易感者染病后进入第 k 个群体的概率，且有 $\sum\limits_{k=1}^{n} p_k = 1$；

$\gamma_k > 0$：第 k 个群体的移出率；

$\mu > 0$：指的是 $S(t), I_j(t)$ 的自然死亡率(设各类人群的自然死亡率相

等);

$\delta \geq \mu$: $R(t)$ 的死亡率。

研究表明当 $R_0 = (A \sum_{k=1}^{n} \beta_k p_k)/(\mu + \gamma_k) < 1$ 时，系统 (4-1) 有唯一的正（无病）平衡点 P_0, 且是全局渐近稳定的；当 $R_0 = (A \sum_{k=1}^{n} \beta_k p_k)/(\mu + \gamma_k) > 1$ 时，系统 (4-1) 有唯一的正（地方病）平衡点 P^* 并且是全局渐近稳定的.

艾滋病主要是通过人体的血液和体液传播。因此，性交、输血、共用某些医疗器械（被污染过的）等都可能会感染上艾滋病。有调查指出吸毒的人更容易导致艾滋病的传播。因为他们在静脉注射时，往往会共用针头，这就有可能使艾滋病在短时间内得到扩散。而且他们经常以出卖血液的方式来获得更多的金钱，用以购买毒品。一些县级医院条件有限不能检疫 HIV 或者也不愿意负担检疫 HIV 的费用，这就使艾滋病得到了进一步的传播。当有重大意外事故时，这些不洁净的血液被输入到伤者体内，导致了艾滋病的大范围传播。即便是在发达国家此类事件也时有发生。近日报载称美国一名牙医反复使用一些消毒不彻底的针头、医疗器械等，令 7 000 多名病人处于可能感染艾滋病病毒及其他传染病的风险之中。这主要是一些非正规的医疗诊所由于患者少，不愿支付高昂的消毒灭菌费用，才会出现类似美国牙医的假消毒甚至不消毒，不换针头及药物的情况，造成牙科治疗后感染乙肝、艾滋病等的医疗事故。全世界目前平均每天新增艾滋病病例约为 7 500 例，特别是在中、俄、德、英、澳等国家，这说明艾滋病仍然在全球范围内蔓延。

这些由医疗事故所引起的人感染艾滋病的事件，不仅带有很大的偶然性，而且可以在短时间内造成大量的人感染。研究具有此类事件特点的问题，我们采用的是 Lévy 噪音驱动的艾滋病传播模型。我们对模型 (4-1) 加入两种不同的扰动方式，分别得到模型

$$
\begin{cases}
\mathrm{d}S(t) &= \left(\mu A - \mu S(t) - \sum_{j=1}^{n} \beta_j I_j(t) S(t)\right) \mathrm{d}t + \theta_1 S(t) \mathrm{d}W_1(t) \\
& \quad + \int_Z C_1(z) S(t-) \tilde{N}(\mathrm{d}t, \mathrm{d}z) \\
\mathrm{d}I_k(t) &= \left(p_k \sum_{j=1}^{n} \beta_j I_j(t) S(t) - (\mu + \gamma_k) I_k(t)\right) \mathrm{d}t + \theta_{k+1} I_k(t) \mathrm{d}W_{k+1}(t) \\
& \quad + \int_Z C_{k+1}(z) I_k(t-) \tilde{N}(\mathrm{d}t, \mathrm{d}z) \\
\mathrm{d}R(t) &= \left(\sum_{j=1}^{n} \gamma_j I_j(t) - \delta R(t)\right) \mathrm{d}t + \theta_{n+2} R(t) \mathrm{d}W_{n+2}(t) \\
& \quad + \int_Z C_{n+2}(z) R(t-) \tilde{N}(\mathrm{d}t, \mathrm{d}z) \\
& \quad k = 1, 2, ..., n
\end{cases}
\tag{4-2}
$$

和模型

$$
\begin{cases}
\mathrm{d}S(t) &= \left(\mu A - \mu S(t) - \sum_{j=1}^{n} \beta_j I_j(t) S(t)\right) \mathrm{d}t + \theta_1 (S(t) - S^*) \mathrm{d}W_1(t) \\
& \quad + \int_Z C_1(z) (S(t-) - S^*) \tilde{N}(\mathrm{d}t, \mathrm{d}z) \\
\mathrm{d}I_k(t) &= \left(p_k \sum_{j=1}^{n} \beta_j I_j(t) S(t) - (\mu + \gamma_k) I_k(t)\right) \mathrm{d}t + \theta_{k+1} (I_k(t) - I_k^*) \mathrm{d}W_{k+1}(t) \\
& \quad + \int_Z C_{k+1}(z) (I_k(t-) - I_k^*) \tilde{N}(\mathrm{d}t, \mathrm{d}z) \\
\mathrm{d}R(t) &= \left(\sum_{j=1}^{n} \gamma_j I_j(t) - \delta R(t)\right) \mathrm{d}t + \theta_{n+2} (R(t) - R^*) \mathrm{d}W_{n+2}(t) \\
& \quad + \int_Z C_{n+2}(z) (R(t-) - R^*) \tilde{N}(\mathrm{d}t, \mathrm{d}z) \\
& \quad k = 1, 2, ..., n
\end{cases}
\tag{4-3}
$$

设 $(\Omega, \mathfrak{F}, \mathrm{P})$ 是带有滤子 $\{\mathfrak{F}_t\}_{t\geq 0}$ 的完备的概率空间。$X(t-)$ 是 $X(t)$ 左极限，$C_i(z) > -1$ $(i = 1, 2, ..., n+2)$ 表示跳的强度。标准 $\mathfrak{F}_t$–适应的 m 维布朗运动用 $W(t) = (W_1(t), W_2(t), ..., W_m(t))$ 表示，$\theta = (\theta_1, \theta_2, ..., \theta_m)$ 是其强度 $(\theta_i > 0)$。$\tilde{N}(t, U) = N(t, U) - \hat{N}(t, U)$ 其中 $\tilde{N}(t, U)$ 是 $\mathfrak{F}_t$ – –适应的鞅，$\hat{N}(t, U)$ 是 $N(t, U)$ 的补偿测度。$N(t, U)$ 是泊松随机测度，它的强度测度 $n(\mathrm{d}t\mathrm{d}z) = E(N(\mathrm{d}t\mathrm{d}z))$ 满足: $n(\mathrm{d}t\mathrm{d}z) = \pi(\mathrm{d}z)\mathrm{d}t$ 其中 $\pi(\mathrm{d}z)$ 是 $Z \subset (0, +\infty)$ 上的测度，且 $\pi(Z) < \infty$，$\int_Z (|z|^2 \wedge 1)\pi(\mathrm{d}z) < \infty$。我们称 (B, N) 是一个 Lévy 噪音。下面我们就来讨论系统 (4-2) 和系统 (4-3) 的性质。

4.2 第一种扰动方式下模型的性质

4.2.1 系统解的全局正性

为了证明我们的结论，我们需要对于跳扩散项的系数做以下假设，我们假设对于每个数 $N>0$ 都存在着 $L_N>0$ 使得:

(H4.1) $\int_Z \mid H_i(x,z)-H_i(y,z)\mid^2 \pi(dz) \leq L_N \mid x-y\mid^2, i=1,2,...,n+2$。其中$H_1(x,z)=C_1(z)S(t-)$，$H_{k+1}(x,z)=C_{k+1}(z)I_k(t-)$，$k=1,2,...,n$ 以及 $H_{n+2}(x,z)=C_{n+2}(z)R(t-)$，这里 $|x|\vee|y|\leq N$。

(H4.2) $|\log(1+C_i(z))|\leq M_1$ 对于每个 $C_i(z)>-1$, $i=1,2,...,n+2$。都成立，其中 M_1 是正常数。

定理 4.1 如果对于任给的初值 $(S(0),I_1(0),I_2(0),...,I_n(0),R(0))\in\mathbb{R}_+^{n+2}$，并且假设 (H4.1) 和 (H4.2) 都成立，那么系统 (4-2) 存在唯一的全局解 $(S(t),I_1(t),I_2(t),...,I_n(t),R(t))\in\mathbb{R}_+^{n+2}$ 是几乎必然确定的。

证明 由条件 (H4.1) 可知模型 (4-2) 的系数是局部 Lipschitz 的，只要初值是正的，就可以保证在 $t\in[0,\eta_e)$, 上模型 (4-2) 解的正性，其中 η_e 是爆炸时。并且这个解是唯一的。我们只需证明在有限时间内解不会发生爆炸，也就是 $\eta_e=\infty$ 是几乎必然确定的。由于模型 (4-2) 的前 $n+1$ 个方程不含 $R(t)$, 所以可以先暂时不考虑 $R(t)$,先解决前 $n+1$ 个方程，最后通过显式表达式证明 $R(t)$ 的正性。

令 $G_k(t)=I_k(t)/p_k$, $k=1,2,...,n$, 那么 (4-2) 化为

$$
\begin{cases}
\mathrm{d}S(t) &= (\mu A-\mu S(t)-\sum\limits_{j=1}^{n}\beta_j p_j G_j(t)S(t))\mathrm{d}t+\theta_1 S(t)\mathrm{d}W_1(t) \\
&\quad +\int_Z C_1(z)S(t-)\tilde{N}(\mathrm{d}t,\mathrm{d}z) \\
\mathrm{d}G_k(t) &= (\sum\limits_{j=1}^{n}\beta_j p_j G_j(t)S(t)-(\mu+\gamma_k)G_k(t))\mathrm{d}t+\theta_{k+1}G_k(t)\mathrm{d}W_{k+1}(t) \\
&\quad +\int_Z C_{k+1}(z)G_k(t-)\tilde{N}(\mathrm{d}t,\mathrm{d}z) \\
&\quad k=1,2,...,n
\end{cases}
\tag{4-4}
$$

因此 (4-2) 解的全局正性等价于 (4-4) 的全局正性。设正数 N_0 充分大，使得 $1/N_0 \le S(0) \le N_0$ 和 $1/N_0 \le G_k(0) \le N_0, k = 1, 2, ..., n$ 同时成立。对于 $N \ge N_0$ 定义停时

$$\eta_N = \inf\{t \in [0, \eta_e) : \min\{S(t), G_1(t), ..., G_n(t)\} \le \frac{1}{N}$$

或

$$\max\{S(t), G_1(t), ..., G_n(t)\} \ge N\}$$

易知 η_N 是递增的 $(N \uparrow \infty)$ a.s.。

设

$$\eta_\infty = \lim_{N \uparrow \infty} \eta_N$$

显然有

$$\eta_\infty \le \eta_e \text{ a.s.}$$

下证 $\eta_\infty = \infty$ 。

反证法：设 $\eta_\infty < \infty$, 即存在正常数 h 以及 $0 < \delta_1 < 1$, 有

$$P(\eta_\infty \le h) \ge \delta_1 \tag{4-5}$$

成立。因此，存在某个常数 $N_1 \ge N_0$ 使得

$$P(\eta_N \le h) \ge \delta_1 \text{ a.s.}$$

成立。

选取 Lyapunov 函数

$$\begin{aligned} F(S(t), G_1(t), ..., G_n(t)) &= \sum_{k=1}^{n} e_k \Bigg[\left(S(t) - b - b \log \frac{S(t)}{b} \right) \\ &\quad + (G_k(t) - 1 - \log G_k(t)) \Bigg] \end{aligned}$$

其中正常数 $b, e_k, k = 1, 2, ..., n$, 在后面确定。由不等式

$$x - 1 - \log x \ge 0, \ \forall x \ge 0$$

可知，$F \ge 0$。利用带跳的 Itô 公式计算得

$$
\begin{aligned}
\mathrm{d}F(S(t),Q_1(t),Q_2(t),...,Q_n(t)) &= LF\mathrm{d}t+\sum_{k=1}^{n}e_k\left[\left(1-\frac{b}{S(t)}\right)\theta_1S(t)\mathrm{d}W_1(t)\right.\\
&\left.+\left(1-\frac{1}{G_k(t)}\right)\theta_{k+1}G_k(t)\mathrm{d}W_{k+1}(t)\right]\\
&+\sum_{k=1}^{n}e_k\int_Z\Big\{[C_1(z)S(t-)-b\log(1+C_1(z))]\\
&+[C_{k+1}(z)G_k(t-)-\log(1+C_{k+1}(z))]\Big\}\tilde{N}(\mathrm{d}t,\mathrm{d}z)
\end{aligned}
$$

这里

$$
\begin{aligned}
LF &= \sum_{k=1}^{n}e_k\left[\left(1-\frac{b}{S(t)}\right)\left(\mu A-\mu S(t)-\sum_{j=1}^{n}\beta_jp_jG_j(t)S(t)\right)+\frac{1}{2}b\theta_1^2\right.\\
&\left.+\left(1-\frac{1}{G_k(t)}\right)\left(\sum_{j=1}^{n}\beta_jp_jG_j(t)S(t)-(\mu+\gamma_k)G_k(t)\right)+\frac{1}{2}\theta_{k+1}^2\right]\\
&+\sum_{k=1}^{n}e_k\int_Z\{b[C_1(z)-\log(1+C_1(z))]+[C_{k+1}(z)-\log(1+C_{k+1}(z))]\}\pi(\mathrm{d}z)\\
&= \sum_{k=1}^{n}e_k\left[\mu A-\mu S(t)-\frac{b\mu A}{S(t)}+b\mu-\sum_{j=1}^{n}\beta_jp_j\frac{G_j(t)}{G_k(t)}S(t)+(\mu+\gamma_k)+\frac{1}{2}b\theta_1^2+\frac{1}{2}\theta_{k+1}^2\right]\\
&+\sum_{k=1}^{n}e_k\left[b\sum_{j=1}^{n}\beta_jp_jG_j(t)-(\mu+\gamma_k)G_k(t)\right]+\sum_{k=1}^{n}e_k\int_Z\Big\{b[C_1(z)-\log(1+C_1(z))]\\
&+[C_{k+1}(z)-\log(1+C_{k+1}(z))]\Big\}\pi(\mathrm{d}z)
\end{aligned}
$$

取 $e_k=\beta_kp_k/(\mu+\gamma_k)$，$b=1/\sum_{j=1}^{n}a_j$ 使得

$$
\begin{aligned}
\sum_{k=1}^{n}e_k\left[b\sum_{j=1}^{n}\beta_jp_jG_j(t)-(\mu+\gamma_k)G_k(t)\right] &= \sum_{k=1}^{n}\sum_{j=1}^{n}be_k\beta_jp_jG_j(t)-\sum_{k=1}^{n}e_k(\mu+\gamma_k)G_k(t)\\
&= \sum_{k=1}^{n}\sum_{j=1}^{n}be_j\beta_kp_kG_k(t)-\sum_{k=1}^{n}b_k(\mu+\gamma_k)G_k(t)\\
&= \sum_{k=1}^{n}\left[\sum_{j=1}^{n}be_j\beta_kp_k-e_k(\mu+\gamma_k)\right]G_k(t)\\
&= 0
\end{aligned}
$$

因而

$$
\begin{aligned}
LF &= \sum_{k=1}^{n}\frac{\beta_kp_k}{\mu+\gamma_k}\left\{\left[\mu A-\mu S(t)-\frac{b\mu A}{S(t)}+b\mu-\sum_{j=1}^{n}\beta_jp_j\frac{G_j(t)}{G_k(t)}S(t)+(\mu+\gamma_k)+\frac{1}{2}b\theta_1^2+\frac{1}{2}\theta_{k+1}^2\right]\right.\\
&\left.+\int_Z[b(C_1(z)-\log(1+C_1(z)))+(C_{k+1}(z)-\log(1+C_{k+1}(z)))]\pi(\mathrm{d}z)\right\}\\
&\leq \sum_{k=1}^{n}\frac{\beta_kp_k}{\mu+\gamma_k}\left[\mu A+b\mu+(\mu+\gamma_k)+\frac{1}{2}b\theta_1^2+\frac{1}{2}\theta_{k+1}^2+2K_1\right]:=K_2
\end{aligned}
$$

其中

$$K_1 = \max\Big\{ \int_Z [bC_1(z) - b\log(1 + C_1(z))]\pi(\mathrm{d}z), \\ \int_Z [C_{k+1}(z) - \log(1 + C_{k+1}(z))]\pi(\mathrm{d}z), \\ k = 1, 2, ..., n\Big\}$$

因此

$$\begin{aligned}\int_0^{\eta_N\wedge h} \mathrm{d}F(S(t), G_1(t), G_2(t), ..., G_n(t)) &\le \int_0^{\eta_N\wedge h} K_2\mathrm{d}t \\ &+ \int_0^{\eta_N\wedge h}\sum_{k=1}^n e_k\left[\left(1 - \frac{b}{S(t)}\right)\theta_1 S(t)\mathrm{d}W_1(t) + \left(1 + \frac{1}{G_k(t)}\right)G_k(t)\theta_{k+1}\mathrm{d}W_{k+1}(t)\right] \\ &+ \sum_{k=1}^n e_k\int_0^{\eta_N\wedge h}\int_Z\Big\{[C_1(z)S(t-) - b\log(1 + C_1(z))] + [C_{k+1}(z)G_k(t-) \\ &- \log(1 + C_{k+1}(z))]\Big\}\tilde{N}(\mathrm{d}t, \mathrm{d}z)\end{aligned}$$

两边取数学期望得

$$EF(S(\eta_N\wedge h), G_1(\eta_N\wedge h), ..., G_n(\eta_N\wedge h)) \le F(S(0), Q_1(0), ..., Q_n(0)) + K_2 h$$

设 $\Omega_N = \{\eta_N \le h\}$ 对于任给的 $N \ge N_1$ 。又因为式 (4-5)，我们有

$$P(\Omega_N) \ge \delta_1$$

对于 $\omega \in \Omega_N, G_k(\eta_N, \omega), k = 1, 2, ..., n$ 的至少一个 $G_j(\eta_N, \omega)$ 和 $S(\eta_N, \omega)$ 要么等于 N 要么等于 $1/N$，则

$$\begin{aligned}EF(S(\eta_N\wedge h), G_1(\eta_N\wedge h), ..., G_n(\eta_N\wedge h)) &\ge \left[\frac{N}{b} - 1 - \log\frac{N}{b}\right]\wedge\left[\frac{1}{bN} - 1 - \log\frac{1}{bN}\right] \\ &\wedge \left[e_j\left(\frac{1}{N} - 1 - \log\frac{1}{N}\right)\right] \\ &\wedge \left[e_j(N - 1 - \log N)\right]\end{aligned}\tag{4-6}$$

因此

$$\begin{aligned}F(S(0), G_1(0), ..., G_n(0)) &+ K_2 h \ge E[I_{\Omega_N}F(S(\eta_N\wedge h), G_1(\eta_N\wedge h), ..., G_n(\eta_N\wedge h))] \\ &\ge \delta_1\left[\frac{N}{b} - 1 - \log\frac{N}{b}\right]\wedge\left[\frac{1}{bN} - 1 - \log\frac{1}{bN}\right] \\ &\wedge\left[e_j\left(\frac{1}{N} - 1 - \log\frac{1}{N}\right)\right]\wedge[e_j(N - 1 - \log N)]\end{aligned}$$

命 $N \to \infty$, 有

$$\infty > F((S(0), Q_1(0), ..., Q_n(0)) + K_2 h = \infty$$

因此

$$\eta_\infty = \infty \quad \text{a.s.}$$

又

$$I_k(t) = p_k G_k(t),\ \ i = 1, 2, ..., n$$

故

$$(S(t), I_1(t), I_2(t), ..., I_n(t)) \in \mathbb{R}_+^{n+1} \quad \text{a.s.}$$

下面我们来讨论 $R(t)$ 的全局正性。由第2章中的引理 2.1 可知系统 (4-2) 第 $n+2$ 个方程的解

$$R(t) = R(0)\phi(t) + \phi(t)\int_0^t \phi^{-1}(s)\sum_{j=1}^{n}\gamma_k I_k(s)\mathrm{d}s$$

其中

$$\begin{aligned}\phi(t) = \exp\Big\{ \textstyle\int_0^t \Big[- & \left(\delta + \frac{1}{2}\theta_{n+2}^2\right) \\ & + \textstyle\int_Z (\log(1 + C_{n+2}(z)) - C_{n+2}(z))\pi(\mathrm{d}z)\Big]\mathrm{d}s \\ & + \textstyle\int_0^t \theta_{n+2}\mathrm{d}W_{n+2}(s) + \int_0^t\int_Z \log(1 + C_{n+2}(z))\tilde{N}(\mathrm{d}s, \mathrm{d}z)\Big\}\end{aligned}$$

因 $I_k(t),\ k = 1, 2, ..., n$ 的全局正性可得 $R(t)$ 的全局正性。 □

4.2.2 系统的解过程在原系统无病平衡点附近的长时间行为

本节在 $R_0 = (A\sum_{k=1}^n \beta_k p_k)/(\mu + \gamma_k) < 1$ 的条件下研究系统 (4-2) 在其确定性模型的平衡点 P_0 附近的长时间动力学行为。

定理 4.2 假设条件 (H4.1) 和 (H4.2) 都成立, 并且满足

$$\mu > \theta_1^2 + \int_Z [C_1^2(z) + \frac{1}{2}C_1(z)C_{k+1}(z)]\pi(\mathrm{d}z)$$

和

$$\mu + \gamma_k > \frac{1}{2}\theta_{k+1}^2 + \int_Z [\frac{1}{2}C_{k+1}^2(z) + C_1(z)C_{k+1}(z)]\pi(\mathrm{d}z)$$

那么对于任给初值 $(S(0), I_1(0), I_2(0), ..., I_n(0)) \in \mathbb{R}_+^{n+1}$, 系统 (4-2) 的解 $(S(t), I_1(t), I_2(t), ..., I_n(t)) \in \mathbb{R}_+^{n+1}$, 并且有下面的性质

$$\begin{aligned}&\limsup_{t\to\infty}\frac{1}{t}E\int_0^t\Bigg\{\Big[\mu-\theta_1^2-\int_Z(C_1^2(z)+\frac{1}{2}C_1(z)C_{k+1}(z))\pi(\mathrm{d}z)\Big](S(\lambda)-A)^2\\&+\frac{\sum_{k=1}^n\frac{\beta_k}{(2\mu+\gamma_k)p_k}\Big[\mu+\gamma_k-\frac{1}{2}\theta_{k+1}^2-\int_Z(\frac{1}{2}C_{k+1}^2(z)+C_1(z)C_{k+1}(z))\pi(\mathrm{d}z)\Big]}{\sum_{j=1}^n\frac{\beta_jp_j}{2\mu+\gamma_j}}I_k^2(\lambda)\Bigg\}\mathrm{d}\lambda\\&\le M_2\end{aligned}\tag{4-7}$$

这里

$$M_2=\max_{1\le k\le n}\left\{A^2[\theta_1^2+\int_Z(C_1^2(z)+\frac{1}{2}C_1(z)C_{k+1}(z))\pi(\mathrm{d}z)]\right\}$$

证明 做变换 $\bar{m}(t)=S(t)-A,\ \bar{n}_k(t)=I_k(t)/p_k,k=1,2,...,n$，把 (4-2) 变为

$$\begin{cases}\mathrm{d}\bar{m}(t)&=&(-\mu\bar{m}(t)-\sum\limits_{j=1}^n\beta_jp_j\bar{n}_j(t)\bar{m}(t)-\sum\limits_{j=1}^n\beta_jp_j\bar{n}_j(t)A)\mathrm{d}t+\theta_1(\bar{m}(t)+A)\mathrm{d}W_1(t)\\&&+\int_Z C_1(z)(\bar{m}(t-)+A)\tilde{N}(\mathrm{d}t,\mathrm{d}z)\\\mathrm{d}\bar{n}_k(t)&=&(\sum\limits_{j=1}^n\beta_jp_j\bar{n}_j(t)\bar{m}(t)+\sum\limits_{j=1}^n\beta_jp_j\bar{n}_j(t)A-(\mu+\gamma_k)\bar{n}_k(t))\mathrm{d}t+\theta_{k+1}\bar{n}_k(t)\mathrm{d}W_{k+1}(t)\\&&+\int_Z C_{k+1}(z)\bar{n}_k(t-)\tilde{N}(\mathrm{d}t,\mathrm{d}z)\\&&k=1,2,...,n\end{cases}\tag{4-8}$$

选取函数

$$F(\bar{m}(t),\bar{n}_1(t),...,\bar{n}_n(t))=\sum_{k=1}^n a_k(\bar{m}(t)+\bar{n}_k(t))^2+\sum_{k=1}^n b_k\bar{n}_k(t)$$

这里正数 a_k 和 $b_k,k=1,2,...,n$, 是常数，在后面确定。显然函数 F 是正定的 C^2–类函数。利用带跳的 Itô 公式有

$$\begin{aligned}\mathrm{d}F(\bar{m}(t),\bar{n}_1(t),...,\bar{n}_n(t))&=LF\mathrm{d}t+2\sum_{k=1}^n a_k\theta_1(\bar{m}(t)+\bar{n}_k(t))(\bar{m}(t)+A)\mathrm{d}W_1(t)\\&+\sum_{k=1}^n\theta_{k+1}\Big[2a_k(\bar{m}(t)+\bar{n}_k(t))+b_k\Big]\bar{n}_k(t)\mathrm{d}W_{k+1}(t)\\&+\int_Z\Big\{\sum_{k=1}^n a_k\Big[2(\bar{m}(t-)+\bar{n}_k(t-))(C_1(z)(\bar{m}(t-)+A)\\&+C_{k+1}(z)\bar{n}_k(t-))+(C_1(z)(\bar{m}(t-)+A)+C_{k+1}(z)\bar{n}_k(t-))^2\Big]\end{aligned}$$

$$+\sum_{k=1}^{n}b_kC_{k+1}(z)\bar{n}_k(t-)\Big\}\tilde{N}(\mathrm{d}t,\mathrm{d}z) \tag{4-9}$$

其中

$$\begin{aligned}
LF \;=\;& -\sum_{k=1}^{n}a_k\Big\{[2\mu-\theta_1^2-\int_Z C_1^2(z)\pi(\mathrm{d}z)]\bar{m}^2(t)+[2\mu+2\gamma_k-\theta_{k+1}^2\\
&-\int_Z C_{k+1}^2(z)\pi(\mathrm{d}z)]\bar{n}_k^2(t)-2\theta_1^2A\bar{m}(t)-(\theta_1^2+A^2\int_Z C_1^2(z)\pi(\mathrm{d}z))\\
&-2\int_Z C_1^2(z)A\bar{m}(t)\pi(\mathrm{d}z)-2\int_Z C_1(z)C_{k+1}(z)\bar{m}(t)\bar{n}_k(t)\pi(\mathrm{d}z)\\
&-2\int_Z C_1(z)C_{k+1}(z)A\bar{n}_k(t)\pi(\mathrm{d}z)\Big\}-2\sum_{k=1}^{n}a_k(2\mu+\gamma_k)\bar{m}(t)\bar{n}_k(t)\\
&+\sum_{k=1}^{n}\sum_{j=1}^{n}b_k\beta_jp_j\bar{m}(t)\bar{n}_j(t)+\sum_{k=1}^{n}\sum_{j=1}^{n}b_k\beta_jp_jA\bar{n}_j(t)\\
&-\sum_{k=1}^{n}b_k(\mu+\gamma_k)\bar{n}_k(t)
\end{aligned}$$

由 $R_0\le 1$，并取 $b_k=\beta_kp_k/(\mu+\gamma_k)>0,\ k=1,2,...,n,$有

$$\begin{aligned}
&\sum_{k=1}^{n}\sum_{j=1}^{n}b_k\beta_jp_jA\bar{n}_j(t)-\sum_{k=1}^{n}b_k(\mu+\gamma_k)\bar{n}_k(t)\\
=\;&\sum_{k=1}^{n}\sum_{j=1}^{n}b_j\beta_kp_kA\bar{n}_k(t)-\sum_{k=1}^{n}b_k(\mu+\gamma_k)\bar{n}_k(t)\\
=\;&\sum_{k=1}^{n}[\sum_{j=1}^{n}b_j\beta_kp_kA-b_k(\mu+\gamma_k)]\bar{n}_k(t)\\
=\;&\sum_{k=1}^{n}\Big(A\sum_{j=1}^{n}\frac{\beta_jp_j}{\mu+\gamma_j}-1\Big)\beta_kp_k\bar{n}_k(t)\\
=\;&\sum_{k=1}^{n}(R_0-1)\beta_kp_k\bar{n}_k(t)\le 0
\end{aligned}$$

再取 $a_k=R_0\beta_kp_k/(2(2\mu+\gamma_k)A)>0,\ k=1,2,...,n,$ 有

$$\begin{aligned}
&-2\sum_{k=1}^{n}a_k(2\mu+\gamma_k)\bar{m}(t)\bar{n}_k(t)+\sum_{k=1}^{n}\sum_{j=1}^{n}b_k\beta_jp_j\bar{m}(t)\bar{n}_j(t)\\
=\;&\sum_{k=1}^{n}\sum_{j=1}^{n}b_j\beta_kp_k\bar{m}(t)\bar{n}_k(t)-2\sum_{k=1}^{n}a_k(2\mu+\gamma_k)\bar{m}(t)\bar{n}_k(t)
\end{aligned}$$

$$
\begin{aligned}
&= \sum_{k=1}^{n}[\sum_{j=1}^{n} b_j\beta_k p_k - 2a_k(2\mu+\gamma_k)]\bar{m}(t)\bar{n}_k(t)\\
&= \sum_{k=1}^{n}\left[\sum_{j=1}^{n}\frac{\beta_j p_j}{\mu+\gamma_j}\beta_k p_k - 2a_k(2\mu+\gamma_k)\right]\bar{m}(t)\bar{n}_k(t)\\
&= \sum_{k=1}^{n}\left[\frac{R_0}{A}\beta_k p_k - 2a_k(2\mu+\gamma_k)\right]\bar{m}(t)\bar{n}_k(t) = 0
\end{aligned}
$$

因此

$$
\begin{aligned}
LF &= -\sum_{k=1}^{n}\frac{R_0\beta_k p_k}{2(2\mu+\gamma_k)A}\Big\{[2\mu-\theta_1^2-\int_Z C_1^2(z)\pi(\mathrm{d}z)]\bar{m}^2(t)+\Big[2\mu+2\gamma_k-\theta_{k+1}^2\\
&\quad -\int_Z C_{k+1}^2(z)\pi(\mathrm{d}z)\Big]\bar{n}_k^2(t)-2\theta_1^2A\bar{m}(t)-[\theta_1^2+\int_Z C_1^2(z)\pi(\mathrm{d}z)]A^2\\
&\quad -2\int_Z C_1^2(z)A\bar{m}(t)\pi(\mathrm{d}z)-2\int_Z C_1(z)C_{k+1}(z)\bar{m}(t)\bar{n}_k(t)\pi(\mathrm{d}z)\\
&\quad -2\int_Z C_1(z)C_{k+1}(z)A\bar{n}_k(t)\pi(\mathrm{d}z)\Big\}
\end{aligned}
$$

由基本不等式 $2ab\le a^2+b^2$ 得到

$$
\begin{aligned}
LF &\le -\sum_{k=1}^{n}\frac{R_0\beta_k p_k}{(2\mu+\gamma_k)A}\Big\{\Big[\mu-\theta_1^2-\int_Z(C_1^2(z)+\frac{1}{2}C_1(z)C_{k+1}(z))\pi(\mathrm{d}z)\Big]\bar{m}^2(t)\\
&\quad +\Big[\mu+\gamma_k-\frac{1}{2}\theta_{k+1}^2-\int_Z(\frac{1}{2}C_{k+1}^2(z)+C_1(z)C_{k+1}(z))\pi(\mathrm{d}z)\Big]\bar{n}_k^2(t)\Big\}\\
&\quad +\sum_{k=1}^{n}\frac{R_0\beta_k p_k A}{(2\mu+\gamma_k)}\Big[\theta_1^2+\int_Z(C_1^2(z)+\frac{1}{2}C_1(z)C_{k+1}(z))\pi(\mathrm{d}z)\Big] \qquad (4\text{-}10)
\end{aligned}
$$

将 (4-9) 从 0 到 t 两端积分并取数学期望得

$$
\begin{aligned}
EF(\bar{m}(t),\bar{n}_1(t),\bar{n}_2(t),...,\bar{n}_n(t)) &= F(\bar{m}(0),\bar{n}_1(0),\bar{n}_2(0),...,\bar{n}_n(0))\\
&\quad +E\int_0^t LF(\bar{m}(\lambda),\bar{n}_1(\lambda),\bar{n}_2(\lambda),...,\bar{n}_n(\lambda))\mathrm{d}\lambda
\end{aligned}
$$

由式 (4-10)可得

$$
\begin{aligned}
0 &\le EF(\bar{m}(t),\bar{n}_1(t),\bar{n}_2(t),...,\bar{n}_n(t))\\
&\le F(\bar{m}(0),\bar{n}_1(0),\bar{n}_2(0),...,\bar{n}_n(0))\\
&\quad -E\sum_{k=1}^{n}\frac{R_0\beta_k p_k}{(2\mu+\gamma_k)A}\int_0^t\Big\{\Big[\mu-\theta_1^2-\int_Z(C_1^2(z)+\frac{1}{2}C_1(z)C_{k+1}(z))\pi(\mathrm{d}z)\Big]\bar{m}^2(\lambda)
\end{aligned}
$$

$$+\Big[\mu+\gamma_k-\frac{1}{2}\theta_{k+1}^2-\int_Z(\frac{1}{2}C_{k+1}^2(z)+C_1(z)C_{k+1}(z))\pi(\mathrm{d}z)\Big]\bar{n}_k^2(\lambda)\Big\}\mathrm{d}\lambda$$

$$+\sum_{k=1}^n\frac{R_0\beta_kp_kA}{(2\mu+\gamma_k)}\Big[\theta_1^2+\int_Z(C_1^2(z)+\frac{1}{2}C_1(z)C_{k+1}(z))\pi(\mathrm{d}z)\Big]t$$

于是

$$\limsup_{t\to\infty}\frac{1}{t}E\sum_{k=1}^n\frac{\beta_kp_k}{2\mu+\gamma_k}\int_0^t\Big\{\Big[\mu-\theta_1^2-\int_Z(C_1^2(z)+\frac{1}{2}C_1(z)C_{k+1}(z))\pi(\mathrm{d}z)\Big]\bar{m}^2(\lambda)$$

$$+\Big[\mu+\gamma_k-\frac{1}{2}\theta_{k+1}^2-\int_Z(\frac{1}{2}C_{k+1}^2(z)+C_1(z)C_{k+1}(z))\pi(\mathrm{d}z)\Big]\bar{n}_k^2(\lambda)\Big\}\mathrm{d}\lambda\leq$$

$$\sum_{k=1}^n\frac{\beta_kp_k}{2\mu+\gamma_k}M_2$$

其中

$$M_2=\max_{1\leq k\leq n}\Big\{A^2[\theta_1^2+\int_Z(C_1^2(z)+\frac{1}{2}C_1(z)C_{k+1}(z))\pi(\mathrm{d}z)]\Big\}$$

因此

$$\limsup_{t\to\infty}\frac{1}{t}E\int_0^t\Big\{\Big[\mu-\theta_1^2-\int_Z(C_1^2(z)+\frac{1}{2}C_1(z)C_{k+1}(z))\pi(\mathrm{d}z)\Big](S(\lambda)-A)^2$$

$$+\quad\frac{\sum_{k=1}^n\frac{\beta_k}{(2\mu+\gamma_k)p_k}\Big[\mu+\gamma_k-\frac{1}{2}\theta_{k+1}^2-\int_Z(\frac{1}{2}C_{k+1}^2(z)+C_1(z)C_{k+1}(z))\pi(\mathrm{d}z)\Big]}{\sum_{j=1}^n\frac{\beta_jp_j}{2\mu+\gamma_j}}I_k^2(\lambda)\Big\}\mathrm{d}\lambda$$

$$\leq\quad M_2$$

□

下面举两个例子来说明定理 2.2。见图 (4-1)，取 $k=2$, $(S(0),I_1(0),I_2(0))=(0.2,1,0.8)$, $A=2$, $C_i(z)=-k_iz^2/(1+z^2)$,(i=1,2,3), $z\in[-1,1]$, $\beta_1=0.1$, $\beta_2=0.2$, $\mu=0.3$, $p_1=0.4$, $p_2=0.6$ $\gamma_1=0.1$, $\gamma_2=0.2$。从图中可以观察到，当满足定理条件时，系统 (4-2) 解过程的样本轨道都在系统 (4-1) 的平衡点附近做上下的随机振荡。当跳的强度变大时，波动的幅度也增大。

注解 4.1 从定理 4.2 不难看出 系统 (4-2) 的解在 (4-1) 的平衡点附近做上下的随机振荡，其程度与 θ_k 和 $C_k(z)$ $(k=1,2,...,n+1)$ 的大小有关，当干扰非常小时,系统 (4-2) 的解过程 $(S(t),I_k(t),R(t))\to P_0$, 这就说明此时艾滋病是趋于灭绝的。

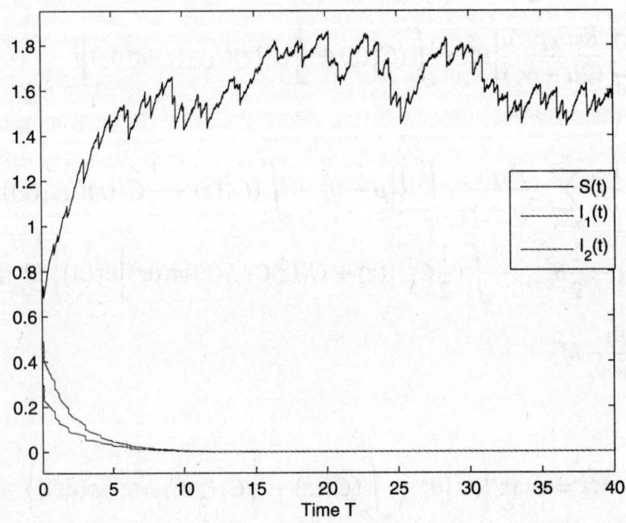

a) 条件 $\theta_1 = 0.02$, $\theta_2 = 0.03$, $\theta_3 = 0.03$, $k_1 = 0.1$, $k_2 = 0.2$, $k_3 = 0.3$

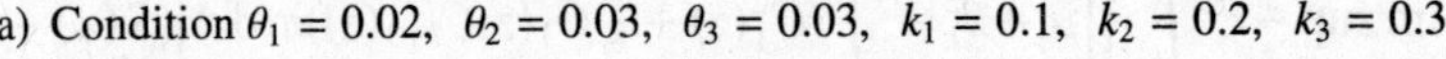

a) Condition $\theta_1 = 0.02$, $\theta_2 = 0.03$, $\theta_3 = 0.03$, $k_1 = 0.1$, $k_2 = 0.2$, $k_3 = 0.3$

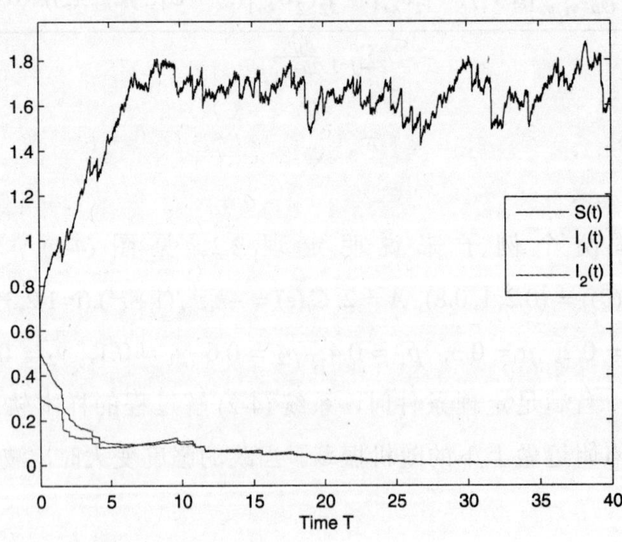

b) 条件 $\theta_1 = 0.02$, $\theta_2 = 0.03$, $\theta_3 = 0.03$, $k_1 = 0.11$, $k_2 = 0.22$, $k_3 = 0.31$

b) Condition $\theta_1 = 0.02$, $\theta_2 = 0.03$, $\theta_3 = 0.03$, $k_1 = 0.11$, $k_2 = 0.22$, $k_3 = 0.31$

图 4-1 系统 (4-2)的解轨道

Fig.4-1 Solutions of system (4-2))

4.2.3 系统的解过程在原系统流行病平衡点附近的长时间行为

本节在 $R_0 = (A\sum_{k=1}^n)\beta_k p_k/(\mu+\gamma_k) > 1$ 的条件下研究系统 (4-2) 在其确定性模型的平衡点 P^* 附近的长时间动力学行为。

定理 4.3 如果假设条件 (H4.1) 和 (H4.2) 都是成立的，那么对于任给的初值 $(S(0), I_1(0), I_2(0), ..., I_n(0)) \in \mathbb{R}_+^{n+1}$，系统 (2-1) 的解 $(S(t), I_1(t), I_2(t), ..., I_n(t)) \in \mathbb{R}_+^{n+1}$ 满足

$$
\begin{aligned}
&\limsup_{t\to\infty}\frac{1}{t}E\int_0^t \frac{[S(\lambda)-S^*]^2}{S(\lambda)}\mathrm{d}\lambda \\
\le\ & \frac{\sum_{k=1}^n \beta_k I_k^*\left\{S^*\theta_1^2 + \frac{I_k^*\theta_{k+1}^2}{p_k} + 2\int_Z [C_1(z) - \log(1+C_1(z))]S^*\pi(\mathrm{d}z)\right\}}{2\sum_{k=1}^n \beta_k I_k^*\left(\mu + \sum_{j=1}^n \beta_j I_j^*\right)} \\
&+ \frac{\sum_{k=1}^n \beta_k \frac{(I_k^*)^2}{p_k}\int_Z [C_{k+1}(z) - \log(1+C_{k+1}(z))]\pi(\mathrm{d}z)}{\sum_{k=1}^n \beta_k I_k^*\left(\mu + \sum_{j=1}^n \beta_j I_j^*\right)}
\end{aligned}
$$

这里的 $(S^*, I_1^*, ..., I_n^*)$ 是系统 (4-1) 的流行病平衡点。

证明 因 P^* 是系统 (4-1) 的流行病平衡点，则有下面的两个等式成立

$$
\mu A = \mu S^* + \sum_{j=1}^n \beta_j I_j^* S^* = \mu S^* + \sum_{j=1}^n \beta_j p_j Q_j^* S^* \tag{4-11}
$$

和

$$
(\mu+\gamma_k)I_k^* = (\mu+\gamma_k)p_k G_k^* = p_k\sum_{j=1}^n \beta_j I_j^* S^* = p_k \sum_{j=1}^n \beta_j p_j G_j^* S^* \tag{4-12}
$$

$k = 1, 2, ..., n$. 令 $f(t) = S(t)/S^*$, $g_k(t) = G_k(t)/(p_k G_k^*)$, $k = 1, 2, ..., n$，那么系统 (4-2) 化为

$$
\left\{
\begin{aligned}
\mathrm{d}f(t) &= \left(\frac{\mu A}{S^*} - \mu f(t) - \sum_{j=1}^n \beta_j p_j G_j^* g_j(t) f(t)\right)\mathrm{d}t + \theta_1 f(t)\mathrm{d}W_1(t) \\
&\quad + \int_Z C_1(z) f(t-)\tilde{N}(\mathrm{d}t, \mathrm{d}z) \\
\mathrm{d}g_k(t) &= \left(\sum_{j=1}^n \beta_j p_j S^* \frac{G_j^*}{G_k^*} g_j(t) f(t) - (\mu+\gamma_k) g_k(t)\right)\mathrm{d}t + \theta_{k+1} g_k(t)\mathrm{d}W_{k+1}(t) \\
&\quad + \int_Z C_{k+1}(z) g_k(t-)\tilde{N}(\mathrm{d}t, \mathrm{d}z) \\
&\quad k = 1, 2, ..., n
\end{aligned}
\right.
$$

定义

$$F(f(t),g_1(t),g_2(t),...,g_n(t)) = \sum_{k=1}^{n} l_k\Big[(f(t)-1-\log f(t)) + \frac{G_k^*}{S^*}(g_k(t)-1-\log g_k(t))\Big]$$

这里的正常数 l_k, $k=1,2,...,n$, 需要在后面确定。明显地， F 是 C^2- 类的并且是正定的。应用带跳的 Itô 公式可以得到

$$\begin{aligned} dF(f(t),g_1(t),g_2(t),...,g_n(t)) = {} & LF\mathrm{d}t + \sum_{k=1}^{n} l_k\Big[(\theta_1 f(t)-1)\mathrm{d}W_1(t) + \frac{G_k^*\theta_{k+1}}{S^*}(g_k(t) \\ & -1)\mathrm{d}W_{k+1}(t)\Big] + \sum_{k=1}^{n} l_k \int_Z \Big\{[C_1(z)f(t-) \\ & -\log(1+C_1(z))] + \frac{G_k^*}{S^*}[C_{k+1}(z)g_k(t-) \\ & -\log(1+C_{k+1}(z))]\Big\}\tilde{N}(\mathrm{d}t,\mathrm{d}z) \end{aligned} \tag{4-13}$$

这里

$$\begin{aligned} LF = {} & \sum_{k=1}^{n} l_k\Bigg[\frac{\mu A}{S^*} - \mu f(t) - \frac{\mu A}{S^* f(t)} + \mu + \sum_{j=1}^{n}\beta_j p_j G_j^* g_j(t) - \sum_{j=1}^{n}\beta_j p_j G_j^* \frac{g_j(t)}{g_k(t)} f(t) \\ & + \frac{G_k^*(\mu+\gamma_k)}{S^*} + \frac{1}{2}\theta_1^2 + \frac{G_k^*\theta_{k+1}^2}{2S^*} - \frac{G_k^*(\mu+\gamma_k)}{S^*} g_k(t)\Bigg] \\ & + \sum_{k=1}^{n} l_k \int_Z \Big\{[C_1(z)-\log(1+C_1(z))] \\ & + \frac{G_k^*}{S^*}[C_{k+1}(z)-\log(1+C_{k+1}(z))]\Big\}\pi(\mathrm{d}z) \end{aligned} \tag{4-14}$$

由这里确定 $l_k = \beta_k p_k G_k^*$ 并由式 (4-12) 可知

$$\begin{aligned} & \sum_{k=1}^{n} l_k \sum_{j=1}^{n}\beta_j p_j G_j^* g_j(t) - \sum_{k=1}^{n} l_k \frac{G_k^*(\mu+\gamma_k)}{S^*} g_k(t) \\ = {} & \sum_{k=1}^{n}\sum_{j=1}^{n} l_j \beta_k p_k G_k^* g_k(t) - \sum_{k=1}^{n} l_k \frac{G_k^*(\mu+\gamma_k)}{S^*} g_k(t) \\ = {} & \sum_{k=1}^{n}[\sum_{j=1}^{n} l_j \beta_k p_k G_k^* - \sum_{j=1}^{n} l_k \beta_j p_j G_j^*] g_k(t) = 0 \end{aligned}$$

于是由 (4-11) 和 (4-14) 可得

$$LF = \sum_{k=1}^{n} l_k\Bigg[\frac{\mu A}{S^*} - \mu f(t) - \frac{\mu A}{S^* f(t)} + \mu - \sum_{j=1}^{n}\beta_j p_j G_j^* \frac{g_j(t)}{g_k(t)} f(t) + \frac{G_k^*(\mu+\gamma_k)}{S^*}$$

$$
\begin{aligned}
&+\frac{1}{2}\theta_1^2+\frac{G_k^*\theta_{k+1}^2}{2S^*}\Bigg]+\sum_{k=1}^{n}l_k\int_Z\Big\{[C_1(z)-\log(1+C_1(z))]\\
&+\frac{G_k^*}{S^*}\Big[C_{k+1}(z)-\log(1+C_{k+1}(z))\Big]\Big\}\pi(\mathrm{d}z)\\
=\ &\sum_{k=1}^{n}l_k\Bigg[-\frac{\mu}{f(t)}(1-f(t))^2+\sum_{j=1}^{n}\beta_jp_jG_j^*-\sum_{j=1}^{n}\frac{\beta_jp_jG_j^*}{f(t)}-\sum_{j=1}^{n}\beta_jp_jG_j^*\frac{g_j(t)}{g_k(t)}f(t)\\
&+\frac{G_k^*(\mu+\gamma_k)}{S^*}+\frac{1}{2}\theta_1^2+\frac{G_k^*\theta_{k+1}^2}{2S^*}\Bigg]+\sum_{k=1}^{n}l_k\int_Z\Big\{[C_1(z)-\log(1+C_1(z))]\\
&+\frac{G_k^*}{S^*}[C_{k+1}(z)-\log(1+C_{k+1}(z))]\Big\}\pi(\mathrm{d}z)\\
=\ &\sum_{k=1}^{n}l_k\Bigg[-\frac{\mu}{f(t)}(1-f(t))^2+2\sum_{j=1}^{n}\beta_jp_jG_j^*-\sum_{j=1}^{n}\frac{\beta_jp_jG_j^*}{f(t)}-\sum_{j=1}^{n}\beta_jp_jG_j^*\frac{g_j(t)}{g_k(t)}f(t)\\
&+\frac{1}{2}\theta_1^2+\frac{G_k^*\theta_{k+1}^2}{2S^*}\Bigg]+\sum_{k=1}^{n}l_k\int_Z\Big\{[C_1(z)-\log(1+C_1(z))]\\
&+\frac{G_k^*}{S^*}\Big[C_{k+1}(z)-\log(1+C_{k+1}(z))\Big]\Big\}\pi(\mathrm{d}z)
\end{aligned}
$$

由 Hölder 不等式得

$$
\begin{aligned}
&\sum_{k=1}^{n}l_k\sum_{j=1}^{n}\beta_jp_jG_j^*\frac{g_j(t)}{g_k(t)}f(t)\\
&=\sum_{k=1}^{n}\beta_kp_k\frac{G_k^*}{g_k(t)}\sum_{j=1}^{n}\beta_jp_jG_j^*g_j(t)f(t)\\
&=\left(\sum_{k=1}^{n}\left(\sqrt{\beta_kp_k\frac{G_k^*}{g_k(t)}}\right)^2\right)\left(\sum_{k=1}^{n}\left(\sqrt{\beta_kp_kG_k^*g_k(t)}\right)^2\right)f(t)\\
&\geq\left(\sum_{k=1}^{n}\beta_kp_kG_k^*\right)^2f(t)
\end{aligned}
$$

进而有

$$
\begin{aligned}
LF\ \leq\ &\sum_{k=1}^{n}l_k\left[-\frac{\mu}{f(t)}(1-f(t))^2-\sum_{j=1}^{n}\beta_jp_jG_j^*\frac{(f(t)-1)^2}{f(t)}\right]\\
&+\sum_{k=1}^{n}l_k\left(\frac{1}{2}\theta_1^2+\frac{G_k^*\theta_{k+1}^2}{2S^*}\right)+\sum_{k=1}^{n}l_k\int_Z\Big\{[C_1(z)-\log(1+C_1(z))]\\
&+\frac{G_k^*}{S^*}[C_{k+1}(z)-\log(1+C_{k+1}(z))]\Big\}\pi(\mathrm{d}z)
\end{aligned}
$$

在式 (4-13)两端积分并取数学期望得

$$
\begin{aligned}
0 \ \le \ & EF(f(t), g_1(t), g_2(t), ..., g_n(t)) = F(f(0), g_1(0), g_2(0), ..., g_n(0)) \\
& - \sum_{k=1}^{n} l_k \left[\mu + \sum_{j=1}^{n} \beta_j p_j G_j^*\right] E \int_0^t \frac{(f(\lambda)-1)^2}{f(\lambda)} \mathrm{d}\lambda + \frac{1}{2} \sum_{k=1}^{n} l_k \left[\theta_1^2 + \frac{G_k^* \theta_{k+1}^2}{S^*}\right] t \\
& + \sum_{k=1}^{n} l_k \int_0^t \int_Z \Big\{ [C_1(z) - \log(1 + C_1(z))] \\
& + \frac{G_k^*}{S^*}[C_{k+1}(z) - \log(1 + C_{k+1}(z))] \Big\} \pi(\mathrm{d}z)\mathrm{d}t
\end{aligned}
$$

因此

$$
\begin{aligned}
& \limsup_{t\to\infty} \frac{1}{t} E \int_0^t \frac{[S(\lambda) - S^*]^2}{S(\lambda)} \mathrm{d}\lambda \\
\le \ & \frac{\sum_{k=1}^{n} \beta_k I_k^* \left\{ S^* \theta_1^2 + \frac{I_k^* \theta_{k+1}^2}{p_k} + 2\int_Z [C_1(z) - \log(1 + C_1(z))] S^* \pi(\mathrm{d}z) \right\}}{2 \sum_{k=1}^{n} \beta_k I_k^* \left(\mu + \sum_{j=1}^{n} \beta_j I_j^*\right)} \\
& + \frac{\sum_{k=1}^{n} \beta_k \frac{(I_k^*)^2}{p_k} \int_Z [C_{k+1}(z) - \log(1 + C_{k+1}(z))] \pi(\mathrm{d}z)}{\sum_{k=1}^{n} \beta_k I_k^* \left(\mu + \sum_{j=1}^{n} \beta_j I_j^*\right)}
\end{aligned}
$$

□

注解 4.2 定理 4.3 说明当基本再生数 $R_0 > 1$时，只需要满足两个假设条件就可以保证系统 (4-2) 的解过程 $S(t)$ 在 (4-1) 的平衡点 S^* 附近做上下的随机振荡，其程度与 θ_k 和 $C_k(z)$ $(k = 1, 2, ..., n+1)$ 的大小有关。

定理 4.4 若假设 (H4.1) 和 (H4.2) 都成立，并且满足

$$
\mu > \theta_1^2 + 2 \int_Z C_1^2(z) \pi(\mathrm{d}z)
$$

和

$$
\mu + \gamma_k > \theta_{k+1}^2 + 2 \int_Z C_{k+1}^2(z) \pi(\mathrm{d}z)
$$

则对于任给的初值 $(S(0), I_1(0), I_2(0), ..., I_n(0)) \in \mathbb{R}_+^{n+1}$，系统 (4-2) 的解 $(S(t), I_1(t), I_2(t), ..., I_n(t)) \in \mathbb{R}_+^{n+1}$ 使得

$$
\begin{aligned}
\limsup_{t\to\infty} \frac{1}{t} \ & \sum_{k=1}^{n} b_k \left\{ \left[\mu - \theta_1^2 - \int_Z C_1^2(z)\pi(\mathrm{d}z)\right] E \int_0^t (S(\lambda) - S^*)^2 \mathrm{d}\lambda \right. \\
& \left. + \frac{\mu + \gamma_k - \theta_{k+1}^2 - 2\int_Z C_{k+1}^2(z)\pi(\mathrm{d}z)}{p_k} E \int_0^t (I_k(\lambda) - I_k^*)^2 \mathrm{d}\lambda \right\} \le M_3
\end{aligned}
$$

成立。

这里的 $(S^*, I_1^*, I_2^*, ..., I_n^*)$ 是系统 (4-1) 的流行病平衡点。

$$
\begin{aligned}
M_3 = \max_{1\le k\le n}\Big\{ \quad & \textstyle\sum_{k=1}^n \quad \frac{\beta_k \theta_{k+1}^2}{2p_k}(I_k^*)^2 S^* + \sum_{k=1}^n b_k\Big\{\theta_1^2(S^*)^2 + \frac{\theta_{k+1}^2}{p_k^2}(I_k^*)^2 \\
& +2\int_Z\Big[C_1^2(z)(S^*)^2 + \frac{C_{k+1}^2(z)}{p_k^2}(I_k^*)^2\Big]\pi(\mathrm{d}z)\Big\} \\
& +\sum_{k=1}^n \frac{\beta_k I_k^* S^*}{p_k}\int_Z[I_k^* C_{k+1}(z) - I_k^*\log(1+C_{k+1}(z))]\pi(\mathrm{d}z)\Big\}
\end{aligned}
$$

$b_k = p_k\beta_k S^*/((2\mu+\gamma_k)\sum_{j=1}^n \beta_j I_j^*), \quad k = 1, 2, ..., n$

证明 选取一个 C^2– 函数

$$F(S(t), I_1(t), ..., I_n(t)) = F_1(S(t), I_1(t), ..., I_n(t)) + F_2(S(t), I_1(t), ..., I_n(t))$$

其中

$$F_1(S(t), I_1(t), ..., I_n(t)) = \sum_{k=1}^n \frac{\beta_k I_k^* S^*}{p_k}\Big(I_k(t) - I_k^* - I_k^*\log\frac{I_k(t)}{I_k^*}\Big)$$

$$F_2(S(t), I_1(t), ..., I_n(t)) = \frac{1}{2}\sum_{k=1}^n b_k\Big(S(t) - S^* + \frac{I_k(t) - I_k^*}{p_k}\Big)^2$$

这里的 $b_k > 0$ 需要在后面确定，易知 F 是正定的函数。并且有

$$\mathrm{d}F(S(t), I_1(t), ..., I_n(t)) = \mathrm{d}F_1(S(t), I_1(t), ..., I_n(t)) + \mathrm{d}F_2(S(t), I_1(t), ..., I_n(t)) \quad (4\text{-}15)$$

通过带跳的 Itô 公式分别计算 F_1 和 F_2 得

$$
\begin{aligned}
\mathrm{d}F_1(S(t), I_1(t), ..., I_n(t)) \quad = \quad & LF_1\mathrm{d}t + \sum_{k=1}^n \frac{\beta_k I_k^* S^*}{p_k}\Big\{\Big(1 - \frac{I_k^*}{I_k(t)}\Big)\theta_{k+1} I_k(t)\mathrm{d}W_{k+1}(t) \\
& + \int_Z[I_k(t-)C_{k+1}(z) - I_k^*\log(1+C_{k+1}(z))]\tilde{N}(\mathrm{d}t, \mathrm{d}z)\Big\}
\end{aligned}
$$

以及

$$
\begin{aligned}
\mathrm{d}F_2(S(t), I_1(t), ..., I_n(t)) \quad = \quad & LF_2\mathrm{d}t + \sum_{k=1}^n b_k\Big(S(t) - S^* + \frac{I_k(t) - I_k^*}{p_k}\Big)\Big[\theta_1 S(t)\mathrm{d}W_1(t) \\
& + \frac{\theta_{k+1}}{p_k} I_k(t)\mathrm{d}W_{k+1}(t)\Big] + \frac{1}{2}\sum_{k=1}^n b_k\int_Z\Big\{C_1^2(z)S^2(t-) \\
& + \frac{C_{k+1}^2(z)I_k^2(t-)}{p_k^2} + 2(S(t-) - S^*)C_1(z)S(t-) \\
& +2(S(t-) - S^*)\frac{C_{k+1}(z)I_k(t-)}{p_k} + 2\frac{I_k(t-) - I_k^*}{p_k}C_1(z)S(t-)
\end{aligned}
$$

$$
\begin{aligned}
&+2\frac{(I_k(t-)-I_k^*)C_{k+1}(z)I_k(t-)}{p_k^2}\\
&+2C_1(z)S(t-)\frac{C_{k+1}(z)I_k(t-)}{p_k}\Big\}\tilde{N}(\mathrm{d}t,\mathrm{d}z)
\end{aligned}
$$

这里

$$
\begin{aligned}
LF_1 \quad = \quad & \sum_{k=1}^{n}\frac{\beta_k I_k^* S^*}{p_k}\Big\{p_k\sum_{j=1}^{n}\beta_j I_j(t)S(t)-(\mu+\gamma_k)I_k(t)\\
&+\frac{1}{2}\theta_{k+1}^2 I_k^*+(\mu+\gamma_k)I_k^*-p_k\sum_{j=1}^{n}\beta_j\frac{I_k^*}{I_k(t)}I_j(t)S(t)\\
&+\int_Z[I_k^*C_{k+1}(z)-I_k^*\log(1+C_{k+1}(z))]\pi(\mathrm{d}z)\Big\}
\end{aligned}\tag{4-16}
$$

和

$$
\begin{aligned}
LF_2 \quad = \quad & \sum_{k=1}^{n}b_k\Big(S(t)-S^*+\frac{I_k(t)-I_k^*}{p_k}\Big)\Big[\mu A-\mu S(t)-\frac{\mu+\gamma_k}{p_k}I_k(t)\Big]\\
&+\frac{1}{2}\sum_{k=1}^{n}b_k\Big(\theta_1^2 S^2(t)+\frac{\theta_{k+1}^2 I_k^2(t)}{p_k^2}\Big)+\frac{1}{2}\sum_{k=1}^{n}b_k\int_Z\Big[C_1^2(z)S^2(t)\\
&+\frac{C_{k+1}^2(z)I_k^2(t)}{p_k^2}+2C_1(z)S(t)\frac{C_{k+1}(z)I_k(t)}{p_k}\Big]\pi(\mathrm{d}z)\\
= \quad & \sum_{k=1}^{n}b_k\Big(S(t)-S^*+\frac{I_k(t)-I_k^*}{p_k}\Big)\Big[\mu S^*+\frac{\mu+\gamma_k}{p_k}I_k^*-\mu S(t)-\frac{\mu+\gamma_k}{p_k}I_k(t)\Big]\\
&+\frac{1}{2}\sum_{k=1}^{n}b_k\Big(\theta_1^2 S^2(t)+\frac{\theta_{k+1}^2 I_k^2(t)}{p_k^2}\Big)+\frac{1}{2}\sum_{k=1}^{n}b_k\int_Z\Big[C_1^2(z)S^2(t)+\frac{C_{k+1}^2(z)I_k^2(t)}{p_k^2}\\
&+2C_1(z)S(t)\frac{C_{k+1}(z)I_k(t)}{p_k}\Big]\pi(\mathrm{d}z)\\
\leq \quad & -\sum_{k=1}^{n}b_k\Big[\mu(S(t)-S^*)^2+\frac{\mu+\gamma_k}{p_k^2}(I_k(t)-I_k^*)^2\Big]\\
&-\sum_{k=1}^{n}b_k\frac{2\mu+\gamma_k}{p_k}(S(t)-S^*)(I_k(t)-I_k^*)\\
&+\frac{1}{2}\sum_{k=1}^{n}b_k\Big[\theta_1^2(S(t)-S^*+S^*)^2+\frac{\theta_{k+1}^2}{p_k^2}(I_k(t)-I_k^*+I_k^*)^2\Big]\\
&+\frac{1}{2}\sum_{k=1}^{n}b_k\int_Z\Big[2C_1^2(z)(S(t)-S^*+S^*)^2+2\frac{C_{k+1}^2(z)}{p_k^2}(I_k(t)-I_k^*+I_k^*)^2\Big]\pi(\mathrm{d}z)\\
\leq \quad & -\sum_{k=1}^{n}b_k\Big[(\mu-\theta_1^2-2\int_Z C_1^2(z)\pi(\mathrm{d}z))(S(t)-S^*)^2
\end{aligned}
$$

$$+\frac{\mu+\gamma_k-\theta_{k+1}^2-2\int_Z C_{k+1}^2(z)\pi(\mathrm{d}z)}{p_k^2}(I_k(t)-I_k^*)^2\Bigg]$$

$$-\sum_{k=1}^{n} b_k\frac{2\mu+\gamma_k}{p_k}(S(t)-S^*)(I_k(t)-I_k^*)+\sum_{k=1}^{n} b_k\Bigg\{\theta_1^2(S^*)^2+\frac{\theta_{k+1}^2(I_k^*)^2}{p_k^2}$$

$$+2\int_Z\Bigg[C_1^2(z)(S^*)^2+\frac{C_{k+1}^2(z)(I_k^*)^2}{p_k^2}\Bigg]\pi(\mathrm{d}z)\Bigg\} \tag{4-17}$$

另一方面,由 (4-12) 和 (4-16) 得

$$\begin{aligned}
LF_1 &= \sum_{k=1}^{n}\beta_k I_k^* S^*\sum_{j=1}^{n}\beta_j I_j(t)S(t)-\sum_{k=1}^{n}\beta_k I_k^* S^*\sum_{j=1}^{n}\beta_j\frac{I_k^*}{I_k(t)}I_j(t)S(t)\\
&\quad+\sum_{k=1}^{n}\beta_k I_k^* S^*\sum_{j=1}^{n}\beta_j I_j^* S^*\left(1-\frac{I_k(t)}{I_k^*}\right)+\sum_{k=1}^{n}\beta_k I_k^* S^*\Bigg\{\frac{\theta_{k+1}^2 I_k^*}{2p_k}\\
&\quad+\frac{1}{p_k}\int_Z[I_k^* C_{k+1}(z)-I_k^*\log(1+C_{k+1}(z))]\pi(\mathrm{d}z)\Bigg\}\\
&= \sum_{k=1}^{n}\beta_k I_k^* S^*\sum_{j=1}^{n}\beta_j I_j(t)S(t)-\left(\sum_{k=1}^{n}\beta_k I_k^* S^*\frac{I_k^*}{I_k(t)}\right)\left(\sum_{k=1}^{n}\beta_k I_k^* S^*\frac{I_k(t)}{I_k^*}\right)\frac{S(t)}{S^*}\\
&\quad+\sum_{k=1}^{n}\beta_k(I_k^*-I_k(t))\sum_{j=1}^{n}\beta_j I_j^*(S^*)^2+\sum_{k=1}^{n}\beta_k I_k^* S^*\Bigg\{\frac{\theta_{k+1}^2 I_k^*}{2p_k}\\
&\quad+\frac{1}{p_k}\int_Z[I_k^* C_{k+1}(z)-I_k^*\log(1+C_{k+1}(z))]\pi(\mathrm{d}z)\Bigg\}\\
&\le \sum_{k=1}^{n}\beta_k I_k^* S^*\sum_{j=1}^{n}\beta_j I_j(t)S(t)-\left(\sum_{k=1}^{n}\beta_k I_k^* S^*\right)^2\frac{S(t)}{S^*}\\
&\quad+\sum_{j=1}^{n}\beta_j(I_j^*-I_j(t))\sum_{k=1}^{n}\beta_k I_k^*(S^*)^2\\
&\quad+\sum_{k=1}^{n}\beta_k I_k^* S^*\Bigg\{\frac{\theta_{k+1}^2 I_k^*}{2p_k}+\frac{1}{p_k}\int_Z[I_k^* C_{k+1}(z)-I_k^*\log(1+C_{k+1}(z))]\pi(\mathrm{d}z)\Bigg\}\\
&= \sum_{k=1}^{n}\beta_k I_k^* S^*\sum_{j=1}^{n}\beta_j I_j(t)S(t)-\left(\sum_{k=1}^{n}\beta_k I_k^*\right)^2 S^* S(t)\\
&\quad-\sum_{k=1}^{n}\beta_k I_k^*(S^*)^2\sum_{j=1}^{n}\beta_j(I_j(t)-I_j^*)\\
&\quad+\sum_{k=1}^{n}\beta_k I_k^* S^*\Bigg\{\frac{\theta_{k+1}^2 I_k^*}{2p_k}+\frac{1}{p_k}\int_Z[I_k^* C_{k+1}(z)-I_k^*\log(1+C_{k+1}(z))]\pi(\mathrm{d}z)\Bigg\}
\end{aligned}$$

$$
\begin{aligned}
&= \sum_{k=1}^{n}\beta_k I_k^* S^* S(t)\sum_{j=1}^{n}\beta_j(I_j(t)-I_j^*) - \sum_{k=1}^{n}\beta_k I_k^*(S^*)^2\sum_{j=1}^{n}\beta_j(I_j(t)-I_j^*)\\
&\quad + \sum_{k=1}^{n}\beta_k I_k^* S^*\left\{\frac{\theta_{k+1}^2 I_k^*}{2p_k} + \frac{1}{p_k}\int_Z [I_k^* C_{k+1}(z) - I_k^*\log(1+C_{k+1}(z))]\pi(\mathrm{d}z)\right\}\\
&= \sum_{k=1}^{n}\sum_{j=1}^{n}\beta_k I_k^* S^*\beta_j(I_j(t)-I_j^*)(S(t)-S^*) + \sum_{k=1}^{n}\beta_k I_k^* S^*\left\{\frac{\theta_{k+1}^2 I_k^*}{2p_k}\right.\\
&\quad \left.+\frac{1}{p_k}\int_Z [I_k^* C_{k+1}(z) - I_k^*\log(1+C_{k+1}(z))]\pi(\mathrm{d}z)\right\}\\
&= \sum_{k=1}^{n}\sum_{j=1}^{n}\beta_k\beta_j I_j^* S^*(I_k(t)-I_k^*)(S(t)-S^*) + \sum_{k=1}^{n}\frac{\beta_k\theta_{k+1}^2}{2p_k}(I_k^*)^2 S^*\\
&\quad + \frac{\sum_{k=1}^{n}\beta_k I_k^* S^*}{p_k}\int_Z [I_k^* C_{k+1}(z) - I_k^*\log(1+C_{k+1}(z))]\pi(\mathrm{d}z)
\end{aligned}
$$

因此

$$
\begin{aligned}
LF &= LF_1 + LF_2\\
&\le -\sum_{k=1}^{n} b_k\left[\left(\mu-\theta_1^2-2\int_Z C_1^2(z)\pi(\mathrm{d}z)\right)(S(t)-S^*)^2\right.\\
&\quad \left.+\frac{\mu+\gamma_k-\theta_{k+1}^2-2\int_Z C_{k+1}^2(z)\pi(\mathrm{d}z)}{p_k^2}(I_k(t)-I_k^*)^2\right]\\
&\quad -\sum_{k=1}^{n}\left[b_k\frac{2\mu+\gamma_k}{p_k}-\beta_k\sum_{j=1}^{n}\beta_j I_j^* S^*\right](S(t)-S^*)(I_k(t)-I_k^*)\\
&\quad +\sum_{k=1}^{n} b_k\left\{\theta_1^2(S^*)^2+\frac{\theta_{k+1}^2(I_k^*)^2}{p_k^2}+2\int_Z\left[C_1^2(z)(S^*)^2+\frac{C_{k+1}^2(z)(I_k^*)^2}{p_k^2}\right]\pi(\mathrm{d}z)\right\}\\
&\quad +\sum_{k=1}^{n}\frac{\beta_k\theta_{k+1}^2}{2p_k}(I_k^*)^2 S^* + \frac{\sum_{k=1}^{n}\beta_k I_k^* S^*}{p_k}\int_Z [I_k^* C_{k+1}(z)\\
&\quad -I_k^*\log(1+C_{k+1}(z))]\pi(\mathrm{d}z)
\end{aligned}
\tag{4-18}
$$

现在取 $b_k = p_k\beta_k S^*/((2\mu+\gamma_k)\sum_{j=1}^{n}\beta_j I_j^*),\ k=1,2,...,n,$ 则 (4-18) 变为

$$
\begin{aligned}
LF &\le -\sum_{k=1}^{n} b_k\Big[(\mu-\theta_1^2-2\int_Z C_1^2(z)\pi(\mathrm{d}z))(S(t)-S^*)^2\\
&\quad +\frac{\mu+\gamma_k-\theta_{k+1}^2-2\int_Z C_{k+1}^2(z)\pi(\mathrm{d}z)}{p_k^2}(I_k(t)-I_k^*)^2\Big] + \sum_{k=1}^{n}\frac{\beta_k\theta_{k+1}^2}{2p_k}(I_k^*)^2 S^*\\
&\quad +\sum_{k=1}^{n} b_k\left\{\theta_1^2(S^*)^2+\frac{\theta_{k+1}^2(I_k^*)^2}{p_k^2}+2\int_Z\left[C_1^2(z)(S^*)^2+\frac{C_{k+1}^2(z)(I_k^*)^2}{p_k^2}\right]\pi(\mathrm{d}z)\right\}
\end{aligned}
$$

$$+\frac{\sum_{k=1}^{n}\beta_k I_k^* S^*}{p_k}\int_Z [I_k^* C_{k+1}(z) - I_k^* \log(1+C_{k+1}(z))]\pi(\mathrm{d}z) \tag{4-19}$$

将 (4-15) 两端积分并取数学期望得

$$\begin{aligned} 0 &\le EF(S(t),I_1(t),I_2(t),...,I_n(t)) - F(S(0),I_1(0),I_2(0),...,I_n(0)) \\ &= E\int_0^t LF(S(\lambda),I_1(\lambda),I_2(\lambda),...,I_n(\lambda))\mathrm{d}\lambda \end{aligned}$$

再由式 (4-19) 可知

$$\begin{aligned} 0 &\le EF(S(t),I_1(t),I_2(t),...,I_n(t)) = F(S(0),I_1(0),I_2(0),...,I_n(0)) \\ &\quad +E\int_0^t LF(S(\lambda),I_1(\lambda),I_2(\lambda),...,I_n(\lambda))\mathrm{d}\lambda \\ &\le F(S(0),I_1(0),I_2(0),...,I_n(0)) \\ &\quad -\sum_{k=1}^{n} b_k E\int_0^t \Big[(\mu-\theta_1^2-2\int_Z C_1^2(z)\pi(\mathrm{d}z))(S(\lambda)-S^*)^2 \\ &\quad +\frac{\mu+\gamma_k-\theta_{k+1}^2-2\int_Z C_{k+1}^2(z)\pi(\mathrm{d}z)}{p_k^2}(I_k(\lambda)-I_k^*)^2\Big]\mathrm{d}\lambda + M_3 t \end{aligned}$$

其中

$$\begin{aligned} M_3 = \max_{1\le k\le n}\Big\{ \quad & \sum_{k=1}^{n}\frac{\beta_k\theta_{k+1}^2}{2p_k}(I_k^*)^2 S^* + \sum_{k=1}^{n} b_k\Big\{\theta_1^2(S^*)^2 + \frac{\theta_{k+1}^2}{p_k^2}(I_k^*)^2 \\ & +2\int_Z\Big[C_1^2(z)(S^*)^2 + \frac{C_{k+1}^2(z)}{p_k^2}(I_k^*)^2\Big]\pi(\mathrm{d}z)\Big\} \\ & +\sum_{k=1}^{n}\frac{\beta_k I_k^* S^*}{p_k}\int_Z [I_k^* C_{k+1}(z) - I_k^*\log(1+C_{k+1}(z))]\pi(\mathrm{d}z)\Big\} \end{aligned}$$

于是

$$\begin{aligned} \limsup_{t\to\infty}\frac{1}{t} \quad & \sum_{k=1}^{n} b_k\{[\mu-\theta_1^2-\int_Z C_1^2(z)\pi(\mathrm{d}z)]E\int_0^t (S(\lambda)-S^*)^2\mathrm{d}\lambda \\ & +\frac{\mu+\gamma_k-\theta_{k+1}^2-2\int_Z C_{k+1}^2(z)\pi(\mathrm{d}z)}{p_k}E\int_0^t (I_k(\lambda)-I_k^*)^2\mathrm{d}\lambda\} \le M_3 \end{aligned}$$

□

下面举两个例子来说明定理 4.4。见图 (4-2)，选取 $k=2$, $(S(0),I_1(0),I_2(0))=(0.2,1,0.8)$, $A=2$, $C_i(z)=-k_i z^2/(1+z^2)$, $z\in[-1,1]$, $(i=1,2,3)$, $\beta_1=0.2$, $\beta_2=0.4$, $\mu=0.3$, $p_1=0.4$, $p_2=0.6$, $\gamma_1=0.1$, $\gamma_2=0.2$)。

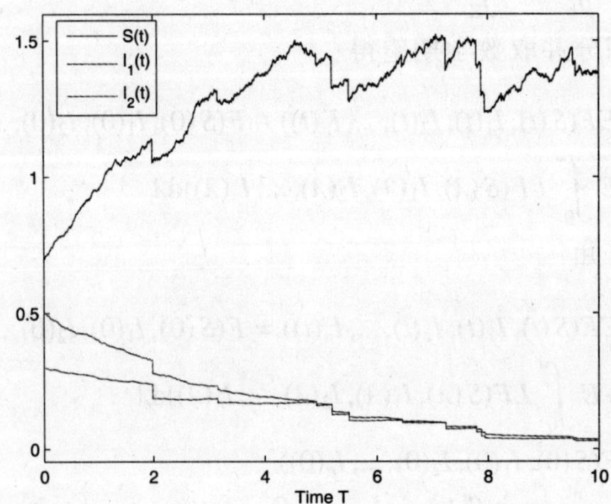

a) 条件 $\theta_1 = 0.04$, $\theta_2 = 0.03$, $\theta_3 = 0.02$, $k_1 = 0.1$, $k_2 = 0.2$, $k_3 = 0.3$

a) Condition $\theta_1 = 0.04$, $\theta_2 = 0.03$, $\theta_3 = 0.02$, $k_1 = 0.1$, $k_2 = 0.2$, $k_3 = 0.3$, $R_0 > 1$

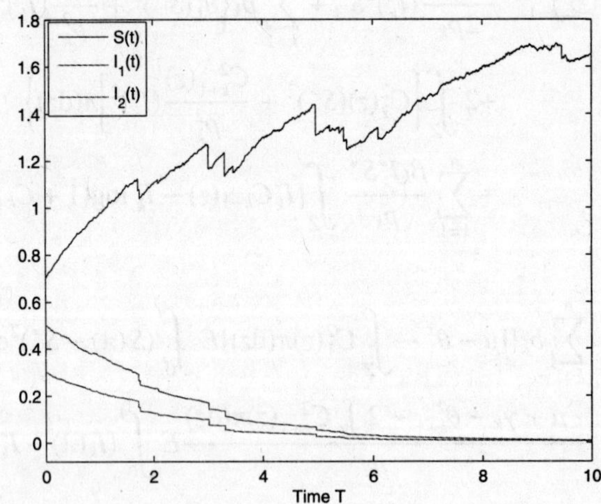

b) 条件 $\theta_1 = 0.04$, $\theta_2 = 0.03$, $\theta_3 = 0.02$, $k_1 = 0.095$, $k_2 = 0.19$, $k_3 = 0.3$, $R_0 > 1$

b) Condition $\theta_1 = 0.04$, $\theta_2 = 0.03$, $\theta_3 = 0.02$, $k_1 = 0.095$, $k_2 = 0.19$, $k_3 = 0.3$, $R_0 > 1$

图 4-2 系统 (4-2) 的解轨道

Fig.4-2 Solutions of system (4-2)

从图中可以观察到，当满足定理条件时，系统 (4-2) 的解过程的样本轨道都在系统 (4-1) 的平衡点附近做随机的波动，当随机干扰强度减少时，波动的幅度也相应减少。这说明随机波动的幅度与干扰强度有关。

注解 4.3 定理 4.4 说明在 $R_0 > 1$ 时，在随机干扰不大的情况下，系统 (4-2) 的解在 P^* 附近随机摆动，而且摆动的幅度与十扰的强度 θ_i 和 $C_k(z)$, $(k = 1, 2, ..., n+2)$ 有关。当干扰很微小时，系统 (4-2) 的解过程 $(S(t), I_k(t), R(t)) \to P^*$, 此时艾滋病是在该地区流行的。

4.3 第二种扰动方式下带 Lévy 跳系统的稳定性

在这部分我们将研究随机带跳的模型 (4-3) 在平衡点 P^* 附近解的随机动力学性质，因此我们总假设 $R_0 = (A\sum_{k=1}^{n}\beta_k p_k)/(\mu+\gamma_k) > 1$。那么模型 (4-3) 的流行病平衡点的稳定性将会如何呢？下面我们就来讨论这个问题。令 $x(t) = S(t) - S^*, y_k(t) = I_k(t) - I_k^*,\quad k = 1, 2, ..., n$, 那么模型 (4-3) 化为

$$\begin{cases} \mathrm{d}x(t) &= \Big(-\mu x(t) - \sum\limits_{j=1}^{n}\beta_j I_j^* x(t) - \sum\limits_{j=1}^{n}\beta_j S^* y_j(t) - \sum\limits_{j=1}^{n}\beta_j x(t)y_j(t)\Big)\mathrm{d}t \\ & \quad +\theta_1 x(t)\mathrm{d}W_1(t) + \int_Z C_1(z)x(t-)\tilde{N}(\mathrm{d}t,\mathrm{d}z) \\ \mathrm{d}y_k(t) &= \Big(p_k\sum\limits_{j=1}^{n}\beta_j I_j^* x(t) + p_k\sum\limits_{j=1}^{n}\beta_j S^* y_j(t) - (\mu+\gamma_k)y_k(t) + p_k\sum\limits_{j=1}^{n}\beta_j x(t)y_j(t)\Big)\mathrm{d}t \\ & \quad +\theta_{k+1}y_k(t)\mathrm{d}W_{k+1}(t) + \int_Z C_{k+1}(z)y_k(t-)\tilde{N}(\mathrm{d}t,\mathrm{d}z) \\ & \quad k = 1, 2, ..., n \end{cases} \tag{4-20}$$

不难看出 (4-3) 的平衡点的随机稳定性与 (4-20) 平凡解的随机稳定性是等价的，所以只需研究 (4-20) 平凡解的随机稳定性即可。

定理 4.5 若假设 (H4.1)和(H4.2) 都成立，且满足

$$\mu > \frac{\theta_1^2}{2} + \int_Z C_1^2(z)\pi(\mathrm{d}z)$$

和

$$\mu+\gamma_k > (1+\frac{\beta_k p_k}{u_k})\frac{\theta_{k+1}^2}{2} + \frac{1}{2}(2+\frac{\beta_k p_k}{u_k})\int_Z C_{k+1}^2(z)\pi(\mathrm{d}z)$$

那么流行病平衡点 P^* 是随机稳定的。这里

$$u_k = \frac{v_k p_k^2}{2\mu + \gamma_k} \sum_{j=1}^{n} \beta_j I_j^*, \quad v_k = \frac{\beta_k}{p_k} \ \ k = 1, 2, ..., n$$

证明 选取 Lyapunov 函数

$$F(x(t), y_1(t), ..., y_n(t)) = F_1(x(t), y_1(t), ..., y_n(t)) + F_2(x(t), y_1(t), ..., y_n(t))$$

其中

$$F_1(x(t), y_1(t), ..., y_n(t)) = \frac{1}{2} \sum_{k=1}^{n} u_k \left(x(t) + \frac{y_k(t)}{p_k} \right)^2$$

$$F_2(x(t), y_1(t), ..., y_n(t)) = \frac{1}{2} \sum_{k=1}^{n} v_k y_k^2(t)$$

这里的 $u_k > 0$ 和 $v_k > 0$ 需要在后面确定。由带跳的 Itô 公式得

$$\begin{aligned} dF_2(x(t), y_1(t), ..., y_n(t)) &= LF_2 dt + \sum_{k=1}^{n} v_k \theta_{k+1} y_k^2(t) dW_{k+1}(t) \\ &\quad + \frac{1}{2} \sum_{k=1}^{n} v_k \int_Z \left[2C_{k+1}(z) y_k^2(t-) + 2C_{k+1}^2(z) y_k^2(t-) \right] \tilde{N}(dt, dz) \end{aligned}$$

这里

$$\begin{aligned} LF_2 &= \sum_{k=1}^{n} v_k y_k(t) p_k \sum_{j=1}^{n} \beta_j S^* y_j(t) - \sum_{k=1}^{n} v_k (\mu + \gamma_k) y_k^2(t) \\ &\quad + \sum_{k=1}^{n} v_k y_k(t) p_k \sum_{j=1}^{n} \beta_j I_j^* x(t) + \sum_{k=1}^{n} v_k y_k(t) p_k \sum_{j=1}^{n} \beta_j x(t) y_j(t) \\ &\quad + \frac{1}{2} \sum_{k=1}^{n} v_k \theta_{k+1}^2 y_k^2(t) + \frac{1}{2} \sum_{k=1}^{n} v_k \int_Z C_{k+1}^2(z) y_k^2(t) \pi(dz) \\ &= \sum_{k=1}^{n} \sum_{j=1}^{n} v_k p_k \beta_j S^* I_j^* I_k^* \frac{y_k(t)}{I_k^*} \frac{y_j(t)}{I_j^*} - \sum_{k=1}^{n} v_k \frac{p_k \sum_{j=1}^{n} \beta_j S^* I_j^*}{I_k^*} y_k^2(t) \\ &\quad + \sum_{k=1}^{n} v_k y_k(t) p_k \sum_{j=1}^{n} \beta_j I_j^* x(t) + \sum_{k=1}^{n} v_k y_k(t) p_k \sum_{j=1}^{n} \beta_j x(t) y_j(t) \\ &\quad + \frac{1}{2} \sum_{k=1}^{n} v_k \theta_{k+1}^2 y_k^2(t) + \frac{1}{2} \sum_{k=1}^{n} v_k \int_Z C_{k+1}^2(z) y_k^2(t) \pi(dz) \\ &\le \frac{1}{2} \sum_{k=1}^{n} \sum_{j=1}^{n} v_k p_k \beta_j S^* I_j^* I_k^* \left[\left(\frac{y_k(t)}{I_k^*} \right)^2 \right. \\ &\quad \left. + \left(\frac{y_j(t)}{I_j^*} \right)^2 \right] - \sum_{k=1}^{n} v_k p_k I_k^* \sum_{j=1}^{n} \beta_j S^* I_j^* \left(\frac{y_k(t)}{I_k^*} \right)^2 \end{aligned}$$

$$
\begin{aligned}
&+\sum_{k=1}^{n} v_k y_k(t) p_k \sum_{j=1}^{n} \beta_j I_j^* x(t) + \sum_{k=1}^{n} v_k y_k(t) p_k \sum_{j=1}^{n} \beta_j x(t) y_j(t) \\
&+\frac{1}{2}\sum_{k=1}^{n} v_k \theta_{k+1}^2 y_k^2(t) + \frac{1}{2}\sum_{k=1}^{n} v_k \int_Z C_{k+1}^2(z) y_k^2(t) \pi(\mathrm{d}z) \\
= \;& \frac{1}{2}\sum_{k=1}^{n}\sum_{j=1}^{n} v_k p_k \beta_j S^* \frac{I_k^*}{I_j^*} y_j^2(t) - \frac{1}{2}\sum_{k=1}^{n}\sum_{j=1}^{n} v_k p_k \beta_j S^* \frac{I_j^*}{I_k^*} y_k^2(t) \\
&+\sum_{k=1}^{n} v_k y_k(t) p_k \sum_{j=1}^{n} \beta_j I_j^* x(t) + \sum_{k=1}^{n} v_k y_k(t) p_k \sum_{j=1}^{n} \beta_j x(t) y_j(t) \\
&+\frac{1}{2}\sum_{k=1}^{n} v_k \theta_{k+1}^2 y_k^2(t) + \frac{1}{2}\sum_{k=1}^{n} v_k \int_Z C_{k+1}^2(z) y_k^2(t) \pi(\mathrm{d}z) \\
= \;& \frac{1}{2}\sum_{k=1}^{n}\sum_{j=1}^{n} v_j p_j \beta_k S^* \frac{I_j^*}{I_k^*} y_k^2(t) - \frac{1}{2}\sum_{k=1}^{n}\sum_{j=1}^{n} v_k p_k \beta_j S^* \frac{I_j^*}{I_k^*} y_k^2(t) \\
&+\sum_{k=1}^{n}\sum_{j=1}^{n} v_k p_k \beta_j I_j^* x(t) y_k(t) + \sum_{k=1}^{n}\sum_{j=1}^{n} v_k p_k \beta_j x(t) y_k(t) y_j(t) \\
&+\frac{1}{2}\sum_{k=1}^{n} v_k \theta_{k+1}^2 y_k^2(t) + \frac{1}{2}\sum_{k=1}^{n} v_k \int_Z C_{k+1}^2(z) y_k^2(t) \pi(\mathrm{d}z)
\end{aligned}
$$

取 $v_k = \beta_k / p_k, k = 1, 2, ..., n$ 有

$$
\begin{aligned}
LF_2 \;\le\; & \sum_{k=1}^{n}\sum_{j=1}^{n} v_k p_k \beta_j I_j^* x(t) y_k(t) + \frac{1}{2}\sum_{k=1}^{n} v_k \theta_{k+1}^2 y_k^2(t) \\
&+\sum_{k=1}^{n}\sum_{j=1}^{n} v_k p_k \beta_j x(t) y_k(t) y_j(t) + \frac{1}{2}\sum_{k=1}^{n} v_k \int_Z C_{k+1}^2(z) y_k^2(t) \pi(\mathrm{d}z)
\end{aligned}
$$

另一方面，对 F_1 应用带跳的 Itô 公式得

$$
\begin{aligned}
\mathrm{d}F_1(x(t), y_1(t), ..., y_n(t)) \;=\; & LF_1 \mathrm{d}t + \sum_{k=1}^{n} u_k\Big(x(t) + \frac{y_k(t)}{p_k}\Big)\Big[\theta_1 x(t) \mathrm{d}W_1(t) \\
&+\frac{\theta_{k+1}}{p_k} y_k(t) \mathrm{d}W_{k+1}(t)\Big] + \frac{1}{2}\sum_{k=1}^{n} u_k \int_Z \Big\{2\Big[x(t-) \\
&+\frac{y_k(t-)}{p_k}\Big]\Big[C_1(z) x(t-) + \frac{C_{k+1}(z) y_k(t-)}{p_k}\Big] \\
&+\Big[C_1(z) x(t-) + \frac{C_{k+1}(z) y_k(t-)}{p_k}\Big]^2\Big\}\tilde{N}(\mathrm{d}t, \mathrm{d}z)
\end{aligned}
$$

这里

$$
LF_1 \;=\; \sum_{k=1}^{n} u_k\Big(x(t) + \frac{y_k(t)}{p_k}\Big)\Big[-\mu x(t) - \sum_{j=1}^{n} \beta_j I_j^* x(t) - \sum_{j=1}^{n} \beta_j S^* y_j(t)
$$

$$
\begin{aligned}
&+\sum_{j=1}^{n}\Big(\beta_j I_j^* x(t)+\beta_j S^* y_j(t)\Big)-\frac{\mu+\gamma_k}{p_k}y_k(t)\Big]+\frac{1}{2}\sum_{k=1}^{n}u_k\theta_1^2x^2(t)\\
&+\frac{1}{2}\sum_{k=1}^{n}\frac{u_k}{p_k^2}\theta_{k+1}^2y_k^2(t)+\frac{1}{2}\sum_{k=1}^{n}u_k\int_Z\Big[C_1(z)x(t)-\frac{C_{k+1}(z)y_k(t)}{p_k}\Big]^2\pi(\mathrm{d}z)\\
\le\ &\sum_{k=1}^{n}u_k\Big\{-\Big[\mu-\frac{\theta_1^2}{2}-\int_Z C_1^2(z)\pi(\mathrm{d}z)\Big]x^2(t)-\Big[\frac{\mu+\gamma_k}{p_k^2}-\frac{\theta_{k+1}^2}{2p_k^2}\\
&-\frac{\int_Z C_{k+1}^2(z)\pi(\mathrm{d}z)}{p_k^2}\Big]y_k^2(t)-\frac{2\mu+\gamma_k}{p_k}x(t)y_k(t)\Big\}
\end{aligned}
$$

因此

$$
\begin{aligned}
LF\ =\ &LF_1+LF_2\\
\le\ &\sum_{k=1}^{n}u_k\Big\{-\Big[\mu-\frac{\theta_1^2}{2}-\int_Z C_1^2(z)\pi(\mathrm{d}z)\Big]x^2(t)-\Big[\frac{\mu+\gamma_k}{p_k^2}-\frac{\theta_{k+1}^2}{2p_k^2}\\
&-\frac{\int_Z C_{k+1}^2(z)\pi(\mathrm{d}z)}{p_k^2}\Big]y_k^2(t)-\frac{2\mu+\gamma_k}{p_k}x(t)y_k(t)\Big\}+\sum_{k=1}^{n}\sum_{j=1}^{n}v_kp_k\beta_jI_j^*x(t)y_k(t)\\
&+\frac{1}{2}\sum_{k=1}^{n}v_k\theta_{k+1}^2y_k^2(t)+\frac{1}{2}\sum_{k=1}^{n}v_k\int_Z C_{k+1}^2(z)y_k^2(t)\pi(\mathrm{d}z)\\
&+\sum_{k=1}^{n}\sum_{j=1}^{n}v_kp_k\beta_jx(t)y_k(t)y_j(t)
\end{aligned}
$$

命 $u_k=v_kp_k^2/(2\mu+\gamma_k)\sum_{j=1}^{n}\beta_jI_j^*,\ k=1,2,...,n$, 那么

$$
\sum_{k=1}^{n}u_k\frac{2\mu+\gamma_k}{p_k}x(t)y_k(t)=\sum_{k=1}^{n}\sum_{j=1}^{n}v_kp_k\beta_jI_j^*x(t)y_k(t)
$$

所以

$$
\begin{aligned}
LF\ \le\ &-\sum_{k=1}^{n}\Big\{u_k\Big[\mu-\frac{\theta_1^2}{2}-\int_Z C_1^2(z)\pi(\mathrm{d}z)\Big]x^2(t)\\
&+\Big[u_k\frac{\mu+\gamma_k}{p_k^2}-\frac{1}{2}(\frac{u_k}{p_k^2}+v_k)\theta_{k+1}^2-(\frac{u_k}{p_k^2}+\frac{v_k}{2})\int_Z C_{k+1}^2(z)\pi(\mathrm{d}z)\Big]y_k^2(t)\Big\}\\
&+\sum_{k=1}^{n}\sum_{j=1}^{n}v_kp_k\beta_jx(t)y_k(t)y_j(t)\le-\rho|K(t)|^2+o(|K(t)|^2)\le 0
\end{aligned}
$$

其中 $K(t)=(x(t),y_1(t),y_2(t),...,y_n(t))$,则

$$
\begin{aligned}
\rho\ =\ &\min\Big\{u_k\Big[\mu-\frac{\theta_1^2}{2}-\int_Z C_1^2(z)\pi(\mathrm{d}z)\Big],u_k\frac{\mu+\gamma_k}{p_k^2}-\frac{1}{2}\Big(\frac{u_k}{p_k^2}+v_k\Big)\theta_{k+1}^2\\
&-\Big(\frac{u_k}{p_k^2}+\frac{v_k}{2}\Big)\int_Z C_{k+1}^2(z)\pi(\mathrm{d}z),\ \ k=1,2,...,n\Big\}
\end{aligned}
$$

从第1章的引理 1.3 知系统 (4-20) 的平凡解是随机稳定的。 □

下面通过两个例子说明定理 4.5 的结论，见图 (4-3)，其中 $k=2$, $(S(0), I_1(0), I_2(0)) = (0.2, 1, 0.8)$, $S^0 = 2$, $C_i(z) = -k_i z^2/(1+z^2)$, $z \in [-1, 1], (i = 1, 2, 3), \beta_1 = 0.2,\ \beta_2 = 0.4,\ \mu = 0.3,\ p_1 = 0.4,\ p_2 = 0.6,\ \gamma_1 = 0.1,\ \gamma_2 = 0.2,)$. 从图中可以观察到，当满足定理 4.5 条件时，系统 (4-3) 的平衡点是随机稳定的。

注解 4.4 定理 4.5 表明带跳的随机模型 (4-3) 的流行病平衡点是随机稳定的，这时的艾滋病是流行的。由于系统 (4-3) 的解

$$\begin{aligned}S(t) &= S(0)e^{G_1(t)} + (\mu A + \theta_1^2 S^*)\int_0^t e^{G_1(t)-G_1(r)}\mathrm{d}r + \int_0^t\int_Z \frac{C_1^2(z)S^*}{1+C_1(z)}e^{G_1(t)-G_1(r)}\pi(\mathrm{d}z)\mathrm{d}r\\ &\quad -\theta_1 S^*\int_0^t e^{G_1(t)-G_1(r)}\mathrm{d}W_1(r) - \int_0^t\int_Z \frac{C_1(z)S^*}{1+C_1(z)}e^{G_1(t)-G_1(r)}\tilde{N}(\mathrm{d}r, \mathrm{d}z)\end{aligned}$$

其中

$$\begin{aligned}G_1(t) &= \exp\Big\{\int_0^t\Big[-\Big(\mu + \sum_{j=1}^n \beta_j I_j(r) + \frac{1}{2}\theta_1^2\Big) + \int_Z (\log(1+C_1(z)) - C_1(z))\pi(\mathrm{d}z)\Big]\mathrm{d}r\\ &\quad + \int_0^t \theta_1 \mathrm{d}W_1(r) + \int_0^t\int_Z \log(1+C_1(z))\tilde{N}(\mathrm{d}r, \mathrm{d}z)\Big\}\end{aligned}$$

显然 $S(t)$ 的前三项是非负的，而后两项不定号。由 Lévy 过程的性质可知，在一段时间后最后两项的绝对值将会变的非常大，这将使 $S(t)$ 出现负值的情况。同理可以得到

$$\begin{aligned}I_k(t) &= I_k(0)e^{G_k(t)} + \int_0^t\Big(\theta_{k+1}^2 I_k^* + p_k\sum_{j\neq k}\beta_j I_j(r)S(r)\Big)e^{G_k(t)-G_k(r)}\mathrm{d}r\\ &\quad + \int_0^t\int_Z \frac{C_{k+1}^2(z)I_k^*}{1+C_{k+1}(z)}e^{G_k(t)-G_k(r)}\pi(\mathrm{d}z)\mathrm{d}r - \theta_{k+1}I_k^*\int_0^t e^{G_k(t)-G_k(r)}\mathrm{d}W_{k+1}(r)\\ &\quad - \int_0^t\int_Z \frac{C_{k+1}(z)I_k^*}{1+C_{k+1}(z)}e^{G_k(t)-G_k(r)}\tilde{N}(\mathrm{d}r, \mathrm{d}z)\end{aligned}$$

这里

$$\begin{aligned}G_k(t) &= \exp\Big\{\int_0^t[\beta_k p_k S(r) - (\mu + \gamma_k + \frac{1}{2}\theta_{k+1}^2) + \beta S(r)\\ &\quad + \int_Z (\log(1+C_2(z)) - C_2(z))\pi(\mathrm{d}z)]\mathrm{d}r\\ &\quad + \int_0^t \theta_{k+1}\mathrm{d}W_{k+1}(r) + \int_0^t\int_Z \log(1+C_{k+1}(z))\tilde{N}(\mathrm{d}r, \mathrm{d}z)\Big\}\end{aligned}$$

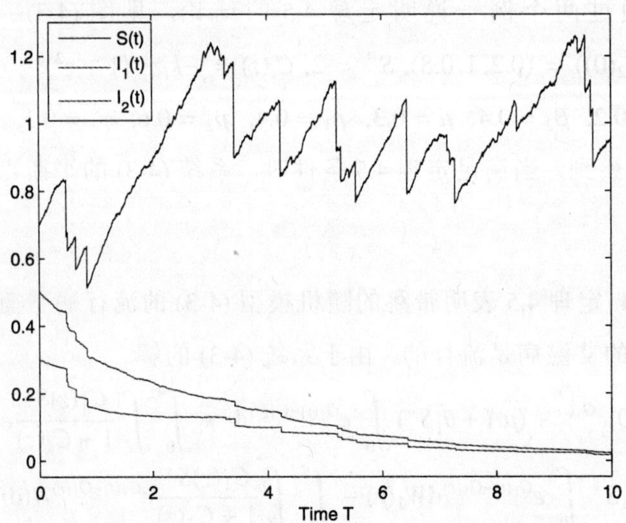

a) 条件 $\theta_1 = 0.03$, $\theta_2 = 0.01$, $\theta_3 = 0.01$, $k_1 = 0.3$, $k_2 = 0.1$, $k_3 = 0.2$

a) Condition $\theta_1 = 0.03$, $\theta_2 = 0.01$, $\theta_3 = 0.01$, $k_1 = 0.3$, $k_2 = 0.1$, $k_3 = 0.2$

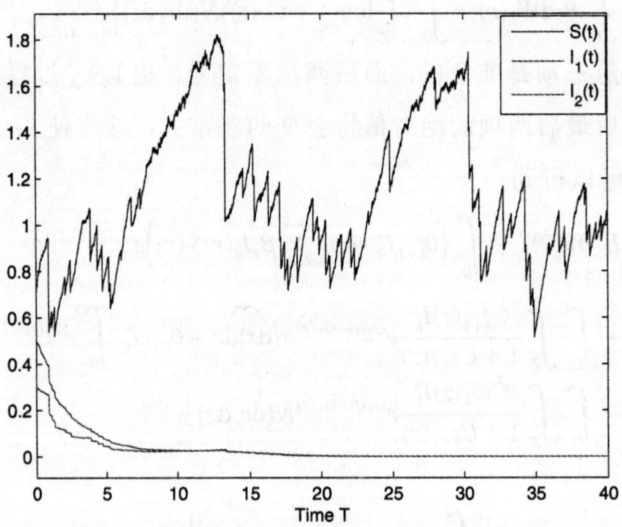

b) 条件 $\theta_1 = 0.03$, $\theta_2 = 0.01$, $\theta_3 = 0.01$, $k_1 = 0.29$, $k_2 = 0.1$, $k_3 = 0.19$

b) Condition $\theta_1 = 0.03$, $\theta_2 = 0.01$, $\theta_3 = 0.01$, $k_1 = 0.29$, $k_2 = 0.1$, $k_3 = 0.19$

图 4-3 系统 (4-3) 在初值的解轨道

Fig.4-3 Solutions of system (4-3)

也会出现负值情况。因此在第二种扰动方式下，模型 (4-3) 的流行病平衡点的随机稳定性是局部的，而不像确定性模型那样，具有全局渐近稳定性。由此可见，加入 Lévy 噪音并不是确定性模型的简单推广，这种干扰方式虽然保留了 P^* 的平衡点特性，但却改变了系统的稳定性。在原确定性模型上加入不同的干扰方式，得到效果也不同。在第一种扰动方式下，虽然 P^* 不再是系统 (2-1) 的平衡点，但是却保留了系统解过程的全局正性，即只要初值为正，解就是正的。也就是说在第一种扰动方式下所得结论都具有全局性，只要满足定理的条件就可以得到其解过程在时间平均意义下的性质。

4.4 本章小结

在本章中我们讨论了一个 Lévy 噪音驱动的艾滋病传播模型。用它刻画由吸毒、医疗事故等原因所造成的艾滋病大范围传播的情况。模型根据患者的个体差异对被感染人群进行了分类。利用 Lyapunov 函数和 Itô 公式等工具分析了由确定性模型成比例的加入 Lévy 噪音干扰后所得到的模型。指出了 Lévy 噪音能够压制爆炸；在此基础上得到了其正解的在时间平均意义下的稳定性。给出了在随机干扰强度不太大的情况下，艾滋病灭绝和持续传播的条件。另外，本文通过围绕原系统的流行病平衡点加入了 Lévy 跳干扰，从而得到了另一个模型，通过分析找到了流行病平衡点随机稳定的充分条件，并给出了数值仿真。以上的研究结果，给出了由吸毒、医疗事故等原因所造成艾滋病大范围传播的动力学性质。这对于有关部门防控艾滋病的传播是很有帮助的。

第 5 章 Lévy 噪音驱动的 SIRS 网络病毒模型

5.1 引言

随着计算机和互联网的普及与使用，计算机病毒通过网络不断地扩散和传播，瘫痪个人电脑或是局域网的事件与日俱增。这使得网络安全问题越来越受到人们的重视!

网络病毒之所以倍受人们关注，主要是因为它具有传播速度快、影响范围广、造成的损失大等显著特点。称它是互联网中的杀手是一点也不为过的，它能删除数据、窃取信息、打开后门、修改用户操作、使网络变成僵尸网络，等等。通过破坏计算机系统，直接威胁网络信息的保密性、完整性以及可用性。近年关于网络病毒以及其传播规律的研究已经成为网络安全领域中最为活跃的研究方向之一。

如何有效的控制网络病毒的传播已成为目前亟待解决问题。通过建立大规模网络病毒的传播模型，找出制约其传播的关键因素，继而对它们进行有效地防控是一个非常行之有效的方法。合理的网络病毒传播模型能够充分反映病毒的传播行为，预测网络病毒可能带来的威胁，而网络病毒的传播类似于人类的传染病传播，所以有关于人的传染病传播模型也适应于网络病毒的传播。本章提出的由 Lévy 噪音驱动的 SIRS 网络病毒传播模型

$$
\begin{cases}
\mathrm{d}S(t) = (N-\mu S(t)-\beta S(t)I(t)+\delta R(t))\mathrm{d}t+\theta_1 S(t)\mathrm{d}W_1(t) \\
\qquad\qquad + \int_Y Q_1(y)S(t-)\tilde{N}(\mathrm{d}t,\mathrm{d}y) \\
\mathrm{d}I(t) = (\beta S(t)I(t)-(\mu+\gamma)I(t))\mathrm{d}t+\theta_2 I(t)\mathrm{d}W_2(t) \\
\qquad\qquad + \int_Y Q_2(y)I(t-)\tilde{N}(\mathrm{d}t,\mathrm{d}y) \\
\mathrm{d}R(t) = (\gamma I(t)-(\mu+\delta)R(t))\mathrm{d}t+\theta_3 R(t)\mathrm{d}W_3(t) \\
\qquad\qquad + \int_Y Q_3(y)R(t-)\tilde{N}(\mathrm{d}t,\mathrm{d}y)
\end{cases}
\tag{5-1}
$$

和模型

$$
\begin{cases}
dS(t) = (N - \mu S(t) - \beta S(t)I(t) + \delta R(t))dt + \theta_1(S(t) - S^*)dW_1(t) \\
\qquad + \int_Y Q_1(y)(S(t-) - S^*)\tilde{N}(dt, dy) \\
dI(t) = (\beta S(t)I(t) - (\mu + \gamma)I(t))dt + \theta_2(I(t) - I^*)dW_2(t) \\
\qquad + \int_Y Q_2(y)(I(t-) - I^*)\tilde{N}(dt, dy) \\
dR(t) = (\gamma I(t) - (\mu + \delta)R(t))dt + \theta_3(R(t) - R^*)dW_3(t) \\
\qquad + \int_Y Q_3(y)(R(t-) - R^*)\tilde{N}(dt, dy)
\end{cases}
\tag{5-2}
$$

可以用来描述类似于网络战争型、恐怖主义型的网络病毒传播问题。当数量较大时模型中各变量可视为连续型的。其中各变量、符号如下：

$N > 0$ 是表示计算机总数；

$S(t)$ 表示 t 时刻易感计算机台数；

$I(t)$ 表示 t 时刻已被感染的且具备传染性的电脑数；

$R(t)$ 表示时刻 t 时的已恢复正常且具有免疫力的电脑数；

β 是计算机病毒的感染系数；

$\mu > 0$ 是电脑因机体损坏或老化等原因被淘汰的比率；

$\gamma > 0$ 从被感染电脑恢复正常且具有免疫能力的恢复系数；

$\delta > 0$ 表示再次失去免疫力而变成易感电脑的系数。

设 $(\Omega, \mathfrak{F}, P)$ 是带有滤子 $\{\mathfrak{F}_t\}_{t\geq 0}$ 的完备的概率空间。$X(t-)$ 是 $X(t)$ 左极限$W_i(t)$ 是标准 $\mathfrak{F}_t$-适应的布朗运动，$\theta_i > 0$ 是其强度 $(i = 1, 2, 3)$。

$Q_i(z) > -1$, $(i = 1, 2, 3)$ 表示跳的强度。$\tilde{N}(t, y) = N(t, y) - \hat{N}(t, y)$ 其中 $\tilde{N}(t, y)$ 是 $\mathfrak{F}_t$−适应的鞅，$\hat{N}(t, y)$ 是泊松随机测度 $N(t, y)$ 的补偿测度，它的强度测度 $n(dtdy) = E(N(dtdy))$ 满足:$n(dtdy) = \nu(dy)dt$，$\nu(dy)$ 是 Y 的测度，$Y \subset (0, +\infty)$ 且 $\nu(Y) < \infty$，$\int_Y (|y|^2 \wedge 1)\nu(dy) < \infty$，我们称 (B, N) 是一个 Lévy 噪

音。(S^*, I^*, R^*) 是对应的确定性模型 (1-3) 的流行病平衡点。下面我们来分别看一下系统 (5-1) 和系统 (5-2) 动力学行为。

5.2 系统 (5-1) 的性质

在研究系统 (5-1) 的性质之前，需要先做两个假设。即对于跳扩散项的系数，我们假设对于每个数 $K > 0$ 都存在着 $L_K > 0$ 使得:

H5.1 : $\int_Y |Z_i(x_1, y) - Z_i(x_2, y)|^2 \nu(dy) \leq L_K |x_1 - x_2|^2, i = 1, 2, 3$, 其中 $Z_1(x, y) = Q_1(y)S(t-), Z_2(x, y) = Q_2(y)I(t-)$, $Z_3(x, y) = Q_3(y)R(t-)$ 这里 $|x_1| \vee |x_2| \leq K$。

H5.2 : $|\log(1 + Q_i(y))| \leq M$, 其中 $Q_i(z) > -1$, $i = 1, 2, 3$, $M > 0$ 是常数。

5.2.1 随机带跳的系统 (5-1) 解的全局正性

定理 5.1 对于 $\forall\ (S(0), I(0), R(0)) \in \mathbb{R}_+^3$, 如果假设 (H5.1) 和 (H5.2) 成立，那么模型 (5-1) 的解 $(S(t), I(t), R(t)) \in \mathbb{R}_+^3$ 是几乎必然确定的。

证明 定义函数

$$
\begin{aligned}
G(S(t), I(t), R(t)) \quad = \quad & \left[\left(S(t) - c - c\log\frac{S(t)}{c}\right) + (I(t) - 1 - \log I(t))\right. \\
& \left. + (R(t) - 1 - \log R(t))\right]
\end{aligned}
$$

这个定理的证明与上一章的定理 4.1 大同小异，这里不再重复了。 □

下面我们来看系统 (5-1) 的其它性质。

5.2.2 在确定性系统的无病平衡点附近的动力学性质

值得注意的是确定性 SIRS 系统 (1-3) 的无病平衡点 P_0 并不是系统 (5-1)的平衡点，我们关心的是当随机干扰不是特别大的时候，由 Lévy 噪音驱动的随机 SIRS 系统(5-1) 的解是如何变化的。

定理 5.2 如果$R_0 \leq 1$，且假设 (H5.1) 和 (H5.2) 成立，还满足条件

$$\frac{\mu(\mu+\delta)}{\gamma+\mu+\delta} > \theta_1^2 + 3\int_Y Q_1^2(y)\nu(\mathrm{d}y)$$

$$\mu > \frac{1}{2}(\theta_2^2 + 3\int_Y Q_2^2(y)\nu(\mathrm{d}y))$$

以及

$$\frac{2\mu(\mu+\delta)}{3\gamma+2\mu} > \theta_3^3 + \int_Y Q_3^2(y)\nu(\mathrm{d}y)$$

那么系统 (5-1) 带有初值 $\forall(S(0), I(0), R(0)) \in \mathbb{R}_+^3$ 的解 $(S(t), I(t), R(t)) \in \mathbb{R}_+^3$ 有性质

$$\limsup_{\tau\to\infty} \frac{1}{\tau} E\int_0^\tau \left\{\left[S(t) - \frac{N}{\mu}\right]^2 + I^2(t) + R^2(t)\right\}\mathrm{d}t \leq \frac{M_1}{k_1}$$

这里

$$M_1 = 2\theta_1^2\frac{N^2}{\mu^2} + 6\int_Y Q_1^2(y)\frac{N^2}{\mu^2}\nu(\mathrm{d}y)$$

$$l_1 = 2\left[\frac{\mu(\mu+\delta)}{\gamma+\mu+\delta} - \theta_1^2 - 3\int_Y Q_1^2(y)\nu(\mathrm{d}y)\right]$$

$$l_2 = 2\mu - \theta_2^2 - 3\int_Y Q_2^2(y)\nu(\mathrm{d}y)$$

$$l_3 = \frac{2\mu(\mu+\delta) - (3\gamma+2\mu)\theta_3^3 - (3\gamma+2\mu)\int_Y Q_3^2(y)\nu(\mathrm{d}y)}{\gamma}$$

$$k_1 = \min\{l_1, l_2, l_3\}$$

证明 令 $m(t) = S(t) - \frac{N}{\mu}$，$n(t) = I(t)$,$p(t) = R(t)$, 则系统 (5-1) 变为

$$\begin{cases} \mathrm{d}m(t) &= \Big(-\mu m(t) - \beta m(t)n(t) - \beta\frac{N}{\mu}n(t) + \delta p(t)\Big)\mathrm{d}t + \theta_1\Big(m(t) + \frac{N}{\mu}\Big)\mathrm{d}W_1(t) \\ &\quad + \int_Y Q_1(y)\Big(m(t-) + \frac{N}{\mu}\Big)\tilde{N}(\mathrm{d}t, \mathrm{d}y) \\ \mathrm{d}n(t) &= \Big(\beta m(t)n(t) - \Big(\mu + \gamma - \beta\frac{N}{\mu}\Big)n(t)\Big)\mathrm{d}t + \theta_2 n(t)\mathrm{d}W_2(t) \\ &\quad + \int_Y Q_2(y)n(t-)\tilde{N}(\mathrm{d}t, \mathrm{d}y) \\ \mathrm{d}p(t) &= (\gamma n(t) - (\mu + \delta)p(t))\mathrm{d}t + \theta_3 p(t)\mathrm{d}W_3(t) \\ &\quad + \int_Y Q_3(y)p(t-)\tilde{N}(\mathrm{d}t, \mathrm{d}y) \end{cases} \tag{5-3}$$

选取 Lyapunov 函数

$$G(m(t), n(t), p(t)) = (m(t) + n(t) + p(t))^2 + an(t) + bp^2(t)$$

这里 $a > 0$, $b > 0$ 需要到后面才能确定。由带跳的 Itô 公式得

$$\begin{aligned} \mathrm{d}G(m(t), n(t), p(t)) &= LG\mathrm{d}t + 2(m(t) + n(t) + p(t))\Big[\theta_1\Big(m(t) + \frac{N}{\mu}\Big)\mathrm{d}W_1(t) \\ &\quad + \theta_2 n(t)\mathrm{d}W_2(t) + \theta_3 p(t)\mathrm{d}W_3(t)\Big] + a\theta_2 n(t)\mathrm{d}W_2(t) \\ &\quad + 2b\theta_3 p(t)\mathrm{d}W_3(t) + \int_Y\Big\{\Big[Q_1(y)\Big(m(t-) + \frac{N}{\mu}\Big) + Q_2(y)n(t-) \\ &\quad + Q_3(y)p(t-)\Big]^2 + 2(m(t-) + n(t-) + p(t-))\Big[Q_1(y)\Big(m(t-) + \frac{N}{\mu}\Big) \\ &\quad + Q_2(y)n(t-) + Q_3(y)p(t-)\Big] + aQ_2(y)n(t-) + 2bQ_3(y)p^2(t-) \\ &\quad + bQ_3^2(y)p^2(t-)\Big\}\tilde{N}(\mathrm{d}t, \mathrm{d}y) \end{aligned} \tag{5-4}$$

其中

$$\begin{aligned} LG &= -2\mu m^2(t) - 2\mu n^2(t) - 2[\mu + b(\mu + \delta)]P^2(t) + (a\beta - 4\mu)m(t)n(t) \\ &\quad + (2b\gamma - 4\mu)p(t)n(t) - 4\mu m(t)p(t) - a\beta\frac{N}{\mu}\Big(\frac{1}{R_0} - 1\Big)n(t) + \theta_1^2 m^2(t) \\ &\quad + \theta_1^2\frac{N^2}{\mu^2} + 2\theta_1^2\frac{N}{\mu}m(t) + \theta_2^2 n^2(t) + (1 + b)\theta_3^2 p^2(t) \end{aligned}$$

$$+\int_Y \left\{\left[Q_1(y)\left(m(t)+\frac{N}{\mu}\right)+Q_2(y)n(t)+Q_3(y)p(t)\right]^2+bQ_3^2(y)p^2(t)\right\}\nu(\mathrm{d}y)$$

取 $a=\frac{4\mu}{\beta}$ 且 $b=\frac{2\mu}{\gamma}$，再由 $R_0\leq 1$ 和 $n(t)>0$, 有

$$-a\beta\frac{N}{\mu}\left(\frac{1}{R_0}-1\right)n(t)\leq 0$$

则

$$\begin{aligned}LG \;\leq\;& -2\mu m^2(t)-2\mu n^2(t)-2[\mu+b(\mu+\delta)]P^2(t)-4\mu m(t)p(t)\\&+\theta_1^2m^2(t)+\theta_1^2\frac{N^2}{\mu^2}+2\theta_1^2\frac{N}{\mu}m(t)+\theta_2^2n^2(t)+(1+b)\theta_3^2p^2(t)\\&+\int_Y \left\{\left[Q_1(y)\left(m(t)+\frac{N}{\mu}\right)+Q_2(y)n(t)+Q_3(y)p(t)\right]^2+bQ_3^2(y)p^2(t)\right\}\nu(\mathrm{d}y)\end{aligned}$$

由不等式

$$a^2+b^2\geq 2ab,\ (a+b+c)^2\leq 3a^2+3b^2+3C^2$$

和

$$\frac{a^2}{\epsilon}+\epsilon b^2\geq 2ab$$

其中 $\epsilon=\frac{\gamma+\mu+\delta}{\gamma}$, 可得

$$\begin{aligned}LG \;\leq\;& -l_1m^2(t)-l_2n^2(t)\\&-\frac{2\mu(\mu+\delta)-(\gamma+2\mu)\theta_3^3-(3\gamma+2\mu)\int_Y Q_3^2(y)\nu(\mathrm{d}y)}{\gamma}p^2(t)+M_1\\\leq\;& -l_1m^2(t)-l_2n^2(t)-l_3p^2(t)+M_1\end{aligned}$$

其中:

$M_1=2\theta_1^2\frac{N^2}{\mu^2}+6\int_Y Q_1^2(y)\frac{N^2}{\mu^2}\nu(\mathrm{d}y)$;

$l_1=2\left[\frac{\mu(\mu+\delta)}{\gamma+\mu+\delta}-\theta_1^2-3\int_Y Q_1^2(y)\nu(\mathrm{d}y)\right]$;

$l_2=2\mu-\theta_2^2-3\int_Y Q_2^2(y)\nu(\mathrm{d}y)$;

$l_3=\frac{2\mu(\mu+\delta)-(3\gamma+2\mu)\theta_3^3-(3\gamma+2\mu)\int_Y Q_3^2(y)\nu(\mathrm{d}y)}{\gamma}$。

两端从 0 到 τ 积分，并取数学期望得

$$\begin{aligned}0\leq EG(m(\tau),n(\tau),p(\tau)) \;\leq\;& G(m(0),n(0),p(0))\\&+E\int_0^\tau[-l_1m^2(t)-l_2n^2(t)-l_3p^2(t)]\nu(\mathrm{d}y)\mathrm{d}t+M_1\tau\end{aligned}$$

因此

$$\limsup_{\tau\to\infty}\frac{1}{\tau}E\int_0^\tau\left\{\left[S(t)-\frac{N}{\mu}\right]^2+I^2(t)+R^2(t)\right\}\mathrm{d}t\le\frac{M_1}{k_1}$$

其中 $k_1=\min\{l_1,l_2,l_3\}$。

□

注解 5.1 从定理 5. 2 带跳的系统 (5-1) 的解在其对应的确定系统 (1-3) 的平衡点附近做随机摆动，摆动的幅度主要取决于其强度 $Q_1(y)$ 和 θ_1 的大小，即振荡的强度只与易感电脑所受到的随机干扰的大小有关。

下面举一个例子，来说明一下从定理 5.2 (见图5-1,其中 $(S(0),I(0),R(0))=(0.5,0.4,0.1)$, $N=0.25$, $Q_i(z)=-k_iy^2/(1+y^2)$, $y\in[-1,1]$, $(i=1,2,3)$, $\beta=0.2$, $\delta=0.2$, $\mu=0.15$, $\gamma=0.2$，$\sigma_1=0.02$, $\sigma_2=0.03$, $\sigma_3=0.01$, $k_1=0.1$, $k_2=0.1$, $k_3=0.1$)。

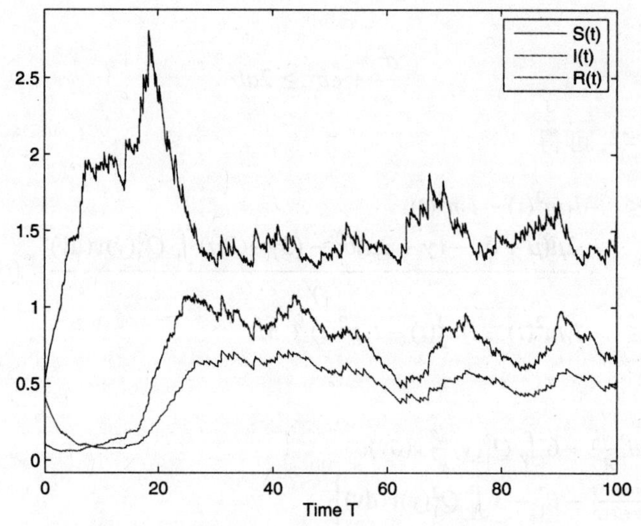

图 5-1 当 $R>1$ 时，系统 (5-1) 的解轨线

Fig.5-1 Solutions of system (5-1), $R>1$

5.2.3 确定性系统的流行病平衡点附近的动力学性质

下面我们来看一下系统 (5-1) 的解轨道在其对应的确定性模型的流行病平衡点 (S^*,I^*,R^*) 附近的性态。

定理 5.3　对 $\forall(S(t), I(t), R(t)) \in \mathbb{R}_+^3$ 是系统 (5-1) 的解，$(S(0), I(0), R(0)) \in \mathbb{R}_+^3$ 是其初值，若条件 H5.1 和 H5.2 是成立的，并且当 $R_0 > 1$ 时，系统还满足条件

$$\frac{\mu(\mu+\delta)}{\gamma+\mu+\delta} > \frac{1}{2}\theta_1^2 + \frac{3}{2}\int_Y Q_1^2(y)\nu(\mathrm{d}y)$$

$$\mu > \frac{1}{2}(\theta_2^2 + 3\int_Y Q_2^2(y)\nu(\mathrm{d}y))$$

以及

$$\frac{2\mu(\mu+\delta)}{3\gamma+2\mu} > \theta_3^3 + \int_Y Q_3^2(y)\nu(\mathrm{d}y)$$

那么统 (5-1) 的解成立如下事实

$$\begin{aligned}\limsup_{\tau\to\infty}\frac{1}{\tau}\quad E\quad &\int_0^\tau\left\{\left[S(t) - \frac{2\mu(\mu+\delta)}{2\mu(\mu+\delta) - \theta_1^2(\gamma+\mu+\delta) - 3(\gamma+\mu+\delta)\int_Y Q_1^2(y)\nu(\mathrm{d}y)}S^*\right]^2\right.\\ &+\left[I(t) - \frac{2\mu}{2\mu - \theta_2^2 - 3\int_Y Q_2^2(y)\nu(\mathrm{d}y)}I^*\right]^2\\ &\left.+\left[R(t) - \frac{2\mu(\mu+\delta)}{2\mu(\mu+\delta) - \theta_3^2(2\mu+\gamma) - (2\mu+3\gamma)\int_Y Q_3^2(y)\nu(\mathrm{d}y)}R^*\right]^2\right\}\mathrm{d}t\\ \leq\quad &\frac{M_2}{k_2}\end{aligned}$$

这里

$$k_2 = \min\{l_4, l_5, l_6\}$$

$$l_4 = \frac{\mu(\mu+\delta)}{\gamma+\mu+\delta} - \frac{1}{2}\theta_1^2 - \frac{3}{2}\int_Y Q_1^2(y)\nu(\mathrm{d}y)$$

$$l_5 = \mu - \frac{1}{2}(\theta_2^2 + 3\int_Y Q_2^2(y)\nu(\mathrm{d}y))$$

$$l_6 = \frac{2\mu(\mu+\delta) - \theta_3^2(2\mu+3\gamma) - (2\mu+3\gamma)\int_Y Q_3^2(y)\nu(\mathrm{d}y)}{2\gamma}$$

$$\begin{aligned}M_2 \quad = \quad &\frac{\mu(\mu+\delta)[\theta_1^2 + 3\int_Y Q_1^2(y)\nu(\mathrm{d}y)]}{2\mu(\mu+\delta) - \theta_1^2(\gamma+\mu+\delta) - 3(\gamma+\mu+\delta)\int_Y Q_1^2(y)\nu(\mathrm{d}y)}(S^*)^2\\ &+\frac{\mu(\theta_2^2 + 3\int_Y Q_2^2(y)\nu(\mathrm{d}y))}{2\mu - \theta_2^2 - 3\int_Y Q_2^2(y)\nu(\mathrm{d}y)}\\ &+\frac{\mu(\mu+\delta)[(2\mu+\gamma)\theta_3^2 + (3\gamma+2\mu)\int_Y Q_3^2(y)\nu(\mathrm{d}y)]}{\gamma[2\mu(\mu+\delta) - \theta_3^2(2\mu+\gamma) - (2\mu+3\gamma)\int_Y Q_3^2(y)\nu(\mathrm{d}y)]}(R^*)^2\end{aligned}$$

$$+\frac{\mu}{\beta}I^*\theta_2^2+2\frac{\mu}{\beta}I^*\int_Y[Q_2(y)-log(1+Q_2(y))]\nu(\mathrm{d}y)$$

证明 选取 C^2–类函数

$$\begin{aligned}G(S(t),I(t),R(t)) &= \frac{1}{2}(S(t)-S^*+I(t)-I^*+R(t)-R^*)^2+u\left(I(t)-I^*-I^*log\frac{I(t)}{I^*}\right)\\&\quad+\frac{1}{2}v(R(t)-R^*)^2\end{aligned}$$

其中 $u>0$ 和 $v>0$ 需要在后面确定，应用带跳的 Itô’s 公式可得

$$\begin{aligned}\mathrm{d}G(S(t),I(t),R(t)) &= LG\mathrm{d}t+(S(t)-S^*+I(t)-I^*+R(t)-R^*)\theta_1S(t)\mathrm{d}W_1(t)\\&\quad+[(S(t)-S^*+I(t)-I^*+R(t)-R^*)\theta_2I(t)+u(I(t)-I^*)]\mathrm{d}W_2(t)\\&\quad+[(S(t)-S^*+I(t)-I^*+R(t)-R^*)\theta_3R(t)+v\theta_3(R(t)\\&\quad-R^*)R(t)]\mathrm{d}W_3(t)+\int_Y\Big\{(S(t-)-S^*+I(t-)-I^*+R(t-)\\&\quad-R^*)(Q_1(y)S(t-)+Q_2(y)I(t-)+Q_3(y)R(t-))+\frac{1}{2}(Q_1(y)S(t-)\\&\quad+Q_2(y)I(t-)+Q_3(y)R(t-))^2+u[Q_2(y)I(t-)-I^*log(1+Q_2(y))]\\&\quad+v(R(t-)-R^*)Q_3(y)R(t-)+\frac{1}{2}vQ_3^2(y)R^2(t-)\Big\}\tilde{N}(\mathrm{d}t,\mathrm{d}y)\end{aligned}\tag{5-5}$$

这里

$$\begin{aligned}LG &= -\mu(S(t)-S^*)^2-\mu(I(t)-I^*)^2-[\mu+v(\mu+\delta)](R(t)-R^*)^2\\&\quad+(u\beta-2\mu)(S(t)-S^*)(I(t)-I^*)-2\mu(S(t)-S^*)(R(t)-R^*)\\&\quad+(v\gamma-2\mu)(I(t)-I^*)(R(t)-R^*)+\frac{1}{2}\theta_1^2S^2(t)+\frac{1}{2}\theta_2^2I^2(t)+\frac{1}{2}\theta_3^2R^2(t)\\&\quad+\frac{1}{2}v\theta_3^2R^2(t)+\frac{1}{2}u\theta_2^2I^*+\int_Y\Big\{\frac{1}{2}(Q_1(y)S(t)+Q_2(y)I(t)+Q_3(y)R(t))^2\\&\quad+uI^*[Q_2(y)-log(1+Q_2(y))]+\frac{1}{2}vQ_3^2(y)R^2(t)\Big\}\nu(\mathrm{d}y)\end{aligned}$$

取 $u=\frac{2\mu}{\beta}$ 以及 $v=\frac{2\mu}{\gamma}$，并利用不等式

$$(a+b+c)^2\le 3a^2+3b^2+3c^2$$

和

$$\frac{a^2}{\epsilon}+\epsilon b^2\ge 2ab$$

这里 $\epsilon=\frac{\gamma+\mu+\delta}{\gamma}$ 得

$$
\begin{aligned}
LG \le\ & -\Big[\frac{\mu(\mu+\delta)}{\gamma+\mu+\delta}(S(t)-S^*)^2-\frac{1}{2}\theta_1^2S^2(t)-S^2(t)\int_Y\frac{3}{2}Q_1^2(y)\nu(\mathrm{d}y)\Big]\\
& -\Big[\mu(I(t)-I^*)^2-\frac{1}{2}\theta_2^2I^2(t)-I^2(t)\int_Y\frac{3}{2}Q_2^2(y)\nu(\mathrm{d}y)\Big]\\
& -\Big[\frac{\mu(\mu+\delta)}{\gamma}(R(t)-R^*)^2-\frac{\mu}{\gamma}\theta_3^2R^2(t)-\frac{1}{2}\theta_3^2R^2(t)\\
& -\Big(\frac{3}{2}+\frac{\mu}{\gamma}\Big)R^2(t)\int_Y Q_3^2(y)\nu(\mathrm{d}y)\Big]\\
& +\frac{\mu}{\beta}\theta_2^2I^*+\frac{2\mu}{\beta}I^*\int_Y[Q_2(y)-log(1+Q_2(y))]\nu(\mathrm{d}y)\\
=\ & -l_4\Big[S(t)-\frac{2\mu(\mu+\delta)}{2\mu(\mu+\delta)-\theta_1^2(\gamma+\mu+\delta)-3(\gamma+\mu+\delta)\int_Y Q_1^2(y)\nu(\mathrm{d}y)}S^*\Big]^2\\
& -l_5\Big[I(t)-\frac{2\mu}{2\mu-\theta_2^2-3\int_Y Q_2^2(y)\nu(\mathrm{d}y)}I^*\Big]^2\\
& -\frac{2\mu(\mu+\delta)-\theta_3^2(2\mu+\gamma)-(2\mu+3\gamma)\int_Y Q_3^2(y)\nu(\mathrm{d}y)}{2\gamma}\\
& \times\Big[R(t)-\frac{2\mu(\mu+\delta)}{2\mu(\mu+\delta)-\theta_3^2(2\mu+\gamma)-(2\mu+3\gamma)\int_Y Q_3^2(y)\nu(\mathrm{d}y)}R^*\Big]^2+M_2\\
\le\ & -l_4\Big[S(t)-\frac{2\mu(\mu+\delta)}{2\mu(\mu+\delta)-\theta_1^2(\gamma+\mu+\delta)-3(\gamma+\mu+\delta)\int_Y Q_1^2(y)\nu(\mathrm{d}y)}S^*\Big]^2\\
& -l_5\Big[I(t)-\frac{2\mu}{2\mu-\theta_2^2-3\int_Y Q_2^2(y)\nu(\mathrm{d}y)}I^*\Big]^2\\
& -l_6\Big[R(t)-\frac{2\mu(\mu+\delta)}{2\mu(\mu+\delta)-\theta_3^2(2\mu+\gamma)-(2\mu+3\gamma)\int_Y Q_3^2(y)\nu(\mathrm{d}y)}R^*\Big]^2\\
& +M_2
\end{aligned}
\tag{5-6}
$$

其中

$$
\begin{aligned}
M_2 =\ & \frac{\mu(\mu+\delta)[\theta_1^2+3\int_Y Q_1^2(y)\nu(\mathrm{d}y)]}{2\mu(\mu+\delta)-\theta_1^2(\gamma+\mu+\delta)-3(\gamma+\mu+\delta)\int_Y Q_1^2(y)\nu(\mathrm{d}y)}(S^*)^2\\
& +\frac{\mu(\theta_2^2+3\int_Y Q_2^2(y)\nu(\mathrm{d}y))}{2\mu-\theta_2^2-3\int_Y Q_2^2(y)\nu(\mathrm{d}y)}\\
& +\frac{\mu(\mu+\delta)[(2\mu+\gamma)\theta_3^2+(3\gamma+2\mu)\int_Y Q_3^2(y)\nu(\mathrm{d}y)]}{\gamma[2\mu(\mu+\delta)-\theta_3^2(2\mu+\gamma)-(2\mu+3\gamma)\int_Y Q_3^2(y)\nu(\mathrm{d}y)]}(R^*)^2\\
& +\frac{\mu}{\beta}I^*\theta_2^2+2\frac{\mu}{\beta}I^*\int_Y[Q_2(y)-log(1+Q_2(y))]\nu(\mathrm{d}y)
\end{aligned}
$$

$$l_4 = \frac{\mu(\mu+\delta)}{\gamma+\mu+\delta} - \frac{1}{2}\theta_1^2 - \frac{3}{2}\int_Y Q_1^2(y)\nu(\mathrm{d}y)$$

$$l_5 = \mu - \frac{1}{2}(\theta_2^2 + 3\int_Y Q_2^2(y)\nu(\mathrm{d}y))$$

$$l_6 = \frac{2\mu(\mu+\delta) - \theta_3^2(2\mu+3\gamma) - (2\mu+3\gamma)\int_Y Q_3^2(y)\nu(\mathrm{d}y)}{2\gamma}$$

(5-5) 两端从 0 到 τ 积分，取数学期望得

$$EG(S(t),I(t),R(t)) = G(S(0),I(0),R(0)) - E\int_0^\tau LG(S(t),I(t),R(t))\mathrm{d}t$$

再由式 (5-6)，并命 $\tau\to\infty$ 得

$$\begin{aligned}&\limsup_{\tau\to\infty}\frac{1}{\tau}E\int_0^\tau\Bigg\{\Bigg[S(t) - \frac{2\mu(\mu+\delta)}{2\mu(\mu+\delta)-\theta_1^2(\gamma+\mu+\delta)-3(\gamma+\mu+\delta)\int_Y Q_1^2(y)\nu(\mathrm{d}y)}S^*\Bigg]^2\\&+\Bigg[I(t) - \frac{2\mu}{2\mu-\theta_2^2-3\int_Y Q_2^2(y)\nu(\mathrm{d}y)}I^*\Bigg]^2\\&+\Bigg[R(t) - \frac{2\mu(\mu+\delta)}{2\mu(\mu+\delta)-\theta_3^2(2\mu+\gamma)-(2\mu+3\gamma)\int_Y Q_3^2(y)\nu(\mathrm{d}y)}R^*\Bigg]^2\Bigg\}\mathrm{d}t\\&\le\quad\frac{M_2}{k_2}\end{aligned}$$

其中$k_2 = \min\{l_4, l_5, l_6\}$. □

注解 5.2 从定理 5.3 不难看出由 Lévy 噪音驱动的系统 (5-1) 的解在 $\left(\frac{2\mu(\mu+\delta)}{2\mu(\mu+\delta)-\sigma_1^2(\gamma+\mu+\delta)-3(\gamma+\mu+\delta)\int_Y Q_1^2(y)\nu(\mathrm{d}y)}S^*, \frac{2\mu}{2\mu-\sigma_2^2-3\int_Y Q_2^2(y)\nu(\mathrm{d}y)}I^*, \frac{2\mu(\mu+\delta)}{2\mu(\mu+\delta)-\sigma_3^2(2\mu+\gamma)-(2\mu+3\gamma)\int_Y Q_3^2(y)\nu(\mathrm{d}y)}R^*\right)$ 附近做随机振动，而且其幅度是有界的。当随机干扰减小时，该点趋向于 (S^*, I^*, R^*) ,这说明此时网络病毒是持续传播的。

下面我举个例子来说明定理 5.3 (see Figure 2, where $(S(0), I(0), R(0)) = (0.5, 0.4, 0.1)$, $N = 0.25$, $Q_i(z) = -k_i y^2/(1+y^2)$, $y\in[-1,1]$, $(i=1,2,3)$, $\beta = 0.4$, $\delta = 0.2$, $\mu = 0.15$, $\gamma = 0.2$, $\sigma_1 = 0.02$, $\sigma_2 = 0.03$, $\sigma_3 = 0.01$, $k_1 = 0.15$, $k_2 = 0.15$, $k_3 = 0.2$.)

5.3 系统 (5-2) 的动力学性质

下面我们来看一下随机带跳的模型 (5-2) 的流行病平衡点附近的动力

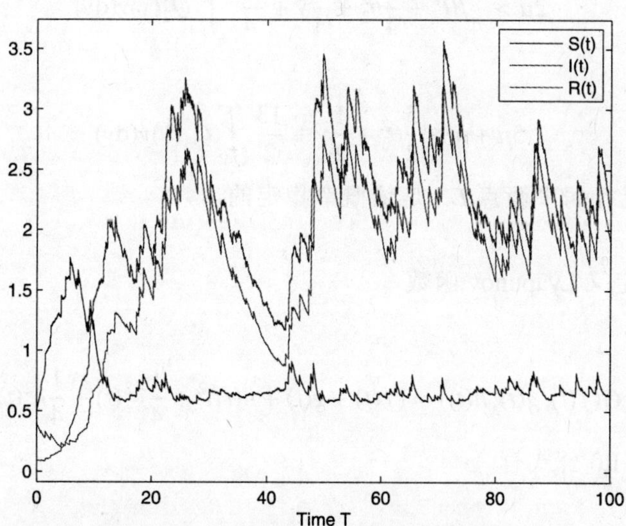

图 5-2 当 $R>1$ 时，系统 (5-1) 的解轨线

Fig.5-2 Solutions of system (5-1), $R>1$

学性质。我们命 $f(t)=S(t)-S^*$, $g(t)=I(t)-I^*$, $h(t)=R(t)-R^*$, 则 (5-2) 变成

$$\left\{\begin{aligned}
\mathrm{d}f(t) &= (-\mu f(t)-\beta S^*g(t)-\beta I^*f(t)-\beta f(t)g(t)+\delta h(t))\mathrm{d}t+\theta_1 f(t)\mathrm{d}W_1(t)\\
&\quad +\int_Y Q_1(y)f(t-)\tilde{N}(\mathrm{d}t,\mathrm{d}y)\\
\mathrm{d}g(t) &= (\beta S^*g(t)+\beta I^*f(t)+\beta f(t)g(t)-(\mu+\gamma)g(t))\mathrm{d}t+\theta_2 g(t)\mathrm{d}W_2(t)\\
&\quad +\int_Y Q_2(y)g(t-)\tilde{N}(\mathrm{d}t,\mathrm{d}y)\\
\mathrm{d}h(t) &= (\gamma g(t)-(\mu+\delta)h(t))\mathrm{d}t+\theta_3 h(t)\mathrm{d}W_3(t)\\
&\quad +\int_Y Q_3(y)h(t-)\tilde{N}(\mathrm{d}t,\mathrm{d}y)
\end{aligned}\right. \tag{5-7}$$

显然 (5-7) 与 (5-2) 的稳定性是等价的。现在我们就来研究 (5-7) 的随机稳定性。先做下面的两个假设:

H5.3 设 $f_k(t)$ ， $g_k(t)$ 与 $h_k(t)$， $\forall t\geq 0$ 均不变号。

定理 5.4 设 $(S(t),I(t),R(t))\in\mathbb{R}_+^3$ 是系统 (5-2) 的解， $(S(0),I(0),R(0))\in\mathbb{R}_+^3$ 是其初值，假设 (H5.1)至(H5.3) 均成立，若 $R_0>1$ 并且满足

$$2\mu>\frac{1}{4}\beta I^*+\theta_1^2+3\int_Y Q_1^2(y)\nu(\mathrm{d}y)$$

$$2\mu > \frac{1}{4}\beta I^* + \frac{5}{4}\theta_2^2 + \frac{1}{4}\gamma + \frac{13}{4}\int_Y Q_2^2(y)\nu(\mathrm{d}y)$$

和

$$5\mu + \delta > \frac{5}{2}\theta_3^2 + \frac{1}{2}\gamma + \frac{13}{2}\int_Y Q_3^2(y)\nu(\mathrm{d}y)$$

则 (5-2) 的流行病平衡点 E^* 是依概率稳定的。

证明 定义 Lyapunov 函数

$$G(f(t), g(t), h(t)) = (f(t) + g(t) + h(t))^2 + \frac{1}{4}g^2(t) + \frac{1}{4}h^2(t)$$

应用带跳的 Itô 公式有

$$\begin{aligned}
\mathrm{d}G(S(t), I(t), R(t)) = {} & LG\mathrm{d}t + 2[f(t) + g(t) + h(t)][\theta_1 f(t)\mathrm{d}W_1(t) + \theta_2 g(t)\mathrm{d}W_2(t) \\
& + \theta_3 h(t)\mathrm{d}W_3(t)] + \frac{1}{2}\theta_2 g^2(t)\mathrm{d}W_2(t) + \frac{1}{2}\theta_3 h^2(t)\mathrm{d}W_3(t) \\
& + \int_Y \Big\{[Q_1(y)f(t-) + Q_2(y)g(t-) + Q_3(y)h(t-)]^2 \\
& + 2[f(t-) + g(t-) + h(t-)][Q_1(y)f(t-) + Q_2(y)g(t-) \\
& + Q_3(y)h(t-)] + \frac{1}{2}Q_2(y)g^2(t-) + \frac{1}{4}Q_2^2(y)g^2(t-) + \frac{1}{2}Q_3(y)h^2(t-) \\
& + \frac{1}{4}Q_3^2(y)h^2(t-)\Big\}\tilde{N}(\mathrm{d}t, \mathrm{d}y)
\end{aligned}$$

其中

$$\begin{aligned}
LG = {} & -2\mu[f(t) + g(t) + h(t)]^2 + \theta_1^2 f^2(t) + \frac{5}{4}\theta_2^2 g^2(t) + \frac{5}{4}\theta_3^2 h^2(t) \\
& + \frac{1}{2}\beta I^* f(t)g(t) + \frac{1}{2}\beta f(t)g^2(t) + \frac{1}{2}\beta S^* g^2(t) - \frac{1}{2}(\mu + \gamma)g^2(t) \\
& + \frac{1}{2}\gamma g(t)h(t) - \frac{1}{2}(\mu + \delta)h^2(t) + \int_Y \Big\{[Q_1(y)f(t) + Q_2(y)g(t) \\
& + Q_3(y)h(t)]^2 + \frac{1}{4}Q_2^2(y)g^2(t) + \frac{1}{4}Q_3^2(y)h^2(t)\Big\}\nu(\mathrm{d}y)
\end{aligned}$$

由 P^* 是系统 (1-3) 的平衡点，可知 $\beta S^* = \mu + \gamma$，因此

$$\begin{aligned}
LG = {} & -2\mu[f(t) + g(t) + h(t)]^2 + \theta_1^2 f^2(t) + \frac{5}{4}\theta_2^2 g^2(t) + \frac{5}{4}\theta_3^2 h^2(t) \\
& + \frac{1}{2}\beta I^* f(t)g(t) + \frac{1}{2}\beta f(t)g^2(t) + \frac{1}{2}\gamma g(t)h(t) - \frac{1}{2}(\mu + \delta)h^2(t)
\end{aligned}$$

$$+\int_Y\Big\{[Q_1(y)f(t)+Q_2(y)g(t)+Q_3(y)h(t)]^2+\frac{1}{4}Q_2^2(y)g^2(t)$$
$$+\frac{1}{4}Q_3^2(y)h^2(t)\Big\}\nu(\mathrm{d}y)$$

再利用基本不等式 $m^2+n^2\geq 2mn$, $3a^2+3b^2+3c^2\geq(a+b+c)^2$ 以及 $a^2+b^2+c^2\leq(a+b+c)^2$, 其中 a, b, c 同号以及 (H5.3)，我们得到

$$\begin{aligned}LG &\leq -\Big[2\mu-\frac{1}{4}\beta I^*-\theta_1^2-3\int_Y Q_1^2(y)\nu(\mathrm{d}y)\Big]f^2(t)\\&\quad-\Big[2\mu-\frac{1}{4}\beta I^*-\frac{5}{4}\theta_2^2-\frac{1}{4}\gamma-\frac{13}{4}\int_Y Q_2^2(y)\nu(\mathrm{d}y)\Big]g^2(t)\\&\quad-\frac{1}{2}\Big[5\mu-\frac{5}{2}\theta_3^2-\frac{1}{2}\gamma+\delta-\frac{13}{2}\int_Y Q_3^2(y)\nu(\mathrm{d}y)\Big]h^2(t)+\frac{1}{2}\beta f(t)g^2(t)\\&\leq -\zeta|\phi(t)|^2+o(|\phi(t)|^2)\leq 0\end{aligned}$$

这里

$$\phi(t)=(f(t),g(t),h(t))$$

$$\begin{aligned}\zeta &= \min\Big\{2\mu-\frac{1}{4}\beta I^*-\theta_1^2-3\int_Y Q_1^2(y)\nu(\mathrm{d}y),\ 2\mu-\frac{1}{4}\beta I^*-\frac{5}{4}\theta_2^2\\&\quad-\frac{1}{4}\gamma-\frac{13}{4}\int_Y Q_2^2(y)\nu(\mathrm{d}y),\ 5\mu-\frac{5}{2}\theta_3^2-\frac{1}{2}\gamma+\delta-\frac{13}{2}\int_Y Q_3^2(y)\nu(\mathrm{d}y)\Big\}\end{aligned}$$

从第1章的引理 1.3 知系统 (5-7) 的平凡解是依概率稳定的。 □

注解 5.3 由 Lévy 噪音驱动的系统 (5-2) 在其流行病平衡点 P^* 附近是依概率稳定，也就是此时，网络病毒是持续广泛传播的。

下面举一个例子，说明一下定理 5.4 (见图5-3，其中 $(S(0),I(0),R(0))=(0.5,0.4,0.1)$, $N=0.08$, $Q_i(z)=-k_iy^2/(1+y^2)$, $y\in[-1,1],(i=1,2,3)$, $\beta=0.8$, $\delta=0.2$, $\mu=0.15$, $\gamma=0.2,\sigma_1=0.02,\sigma_2=0.02,\sigma_3=0.03,k_1=0.2,$ $k_2=0.2,k_3=0.3$)。

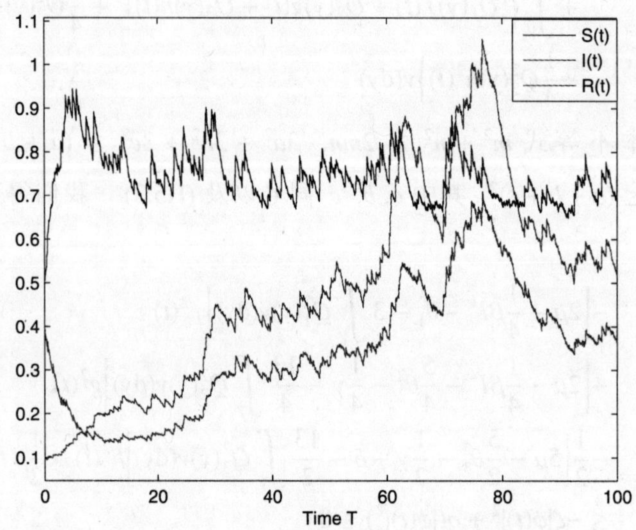

图 5-3 当 $R>1$ 时，系统 (5-2) 的解轨线

Fig.5-3 Solutions of system (5-2), $R>1$

5.4 本章小结

在这一章里，我们建立了一个由 Lévy 过程驱动的 SIRS 模型，用它来描述类似于网络战争型、恐怖主义型等的大型网络病毒的传播。通过两种方式对系统进行干扰，在第一种干扰方式下，我们得到了系统正解的全局存在性，以及在一定条件下网络病毒灭绝和传播的充分条件。在第二种干扰方式下，我们利用 Lyapunov 方法得到了在一定条件下，模系统 (5-2) 的流行病平衡点是的随机稳定性，此时说明网络病毒是持续传播的。

参考文献

[1] WHO. The world Health Report [R]. Geneva: World Health Organization, 1996: 1-62.

[2] LIPSITCH M, COHEN T, COOPER B, et al. Transmission Dynamics and Control of Severe Acute Respiratory Syndrome[J]. Science, 2003, 300 (5627): 1966-1970.

[3] RILEY S, FRASER C, DONNELLY C, et al. Transmission Dynamics of the Etiological Agent of SARS in Hong Kong: Impact of Public Health Interventions[J]. Science, 2003, 300(5627): 1961-1966.

[4] DYE C, GAY N. Modeling the SARS Epidemic[J]. Science, 2003, 300(5627): 1884-1885.

[5] MEYERS L, POURBOHLOUL B, NEWMAN M, et al. Network Theory and SARS: Predicting Outbreak Diversity[J]. Journal of Theoretical Biology, 2005, 232(1): 71-81.

[6] 胡适耕, 黄乘明, 吴付科. 随机微分方程[M]. 北京: 科学出版社, 2008.

[7] LEWONTIN R, COHEN D. On Population Growth in a Randomly Varying Environment[J]. Proceedings National Academy Science, 1969, 62: 1056-1060.

[8] LEVINS R. Dispersion and Population Interactions[J]. The American Naturalist, 1974, 108: 207-228.

[9] LUDWIG D. Persistence of Dynamical Systems under Random Perturbations[J]. SIAM Review, 1975, 17: 605-640.

[10] ARNOLD L, HORSTHEMKE W, STUCKI J. The Influence of External Real and White Noise on the Lotka-Volterra Model[J]. Biomedical Journal, 1979, 21: 451-471.

[11] LIU M, WANG K. Stochastic Lotka-Volterra Systems with Levy noise[J]. Journal of Mathematical Analysis and Applications, 2014, 410(2): 750-763.

[12] LIU M, FAN D, WANG K. Stability Analysis of a Stochastic logistic Model with Infinite Delay[J]. Communications in Nonlinear Science and Numerical Simulation, 2013, 18(9): 2289-2294.

[13] LIU M, WANG K. Dynamics and Simulations of a Logistic Model with Impulsive Perturbations in a Random Environment[J]. Mathematics and Computers in Simulation, 2013, 92: 53-74.

[14] LIU M, WANG K. A Note on a Delay Lotka-Volterra Competitive System with Random Perturbations[J]. Applied Mathematics Letters, 2013, 26: 589-594.

[15] LIU M, WANG K. A Note on Stability of Stochastic Logistic Equation[J]. Applied Mathematics Letters, 2013, 6: 601-606.

[16] LIU M, WANG K. Population Dynamical Behavior of Lotka-Volterra Cooperative Systems with Random Perturbations[J]. Discrete and Continuous Dynamical Systems, 2013, 33: 2495-2522.

[17] LIU M, WANG K. Dynamics of a Leslie-Gower Holling-type II Predator-Prey System with Levy Jumps[J]. Nonlinear Analysis-Theory Methods Applications, 2013, 85: 204-213.

[18] LIU M, WANG K. Dynamics of a Two-Prey One-Predator System in Random Environments[J]. Journal of Nonlinear Science, 2013, 23(5): 751-775.

[19] LIU M, WANG K. Persistence and Extinction of a Stochastic Single-Species Population Model in a Polluted Environment with Impulsive Toxicant Input[J]. Electronic Journal of Differential Equations, 2013,230: 1-11.

[20] LIU M, WANG K. Analysis of a Stochastic Autonomous Mutualism Model[J]. Journal of Mathematical Analysis and Applications, 2013, 402: 392-403.

[21] ZOU X, WANG K, LIU M. Can Protection Zone Potentially Strengthen Protective Effects in Random Environments[J]. Applied Mathematics and Computation, 2014, 231: 26-38.

[22] ZOU X, WANG K. Optimal Harvesting for a Stochastic Regime-switching Logistic Diffusion System with Jumps[J]. Nonlinear Analysis: Hybrid Systems, 2014, 13: 32-44.

[23] ZOU X, WANG K. Optimal Harvesting for a Logistic Population Dynamics Driven by a Levy Process[J]. Journal of Optimization Theory and Applications，2014, 161: 959-979.

[24] LV J, WANG K, ZOU X. Remarks on Stochastic Permanence of Population Models,[J]. Journal of Mathematical Analysis and Applications, 2013, 408: 561-6-571.

[25] ZOU X, WANG K. Numerical Simulations and Modeling for Stochastic Biological Systems with Jumps[J]. Communications in Nonlinear Science and Numerical Simulation, 2014, 19: 1557-1568.

[26] ZHANG X, WANG K. Asymptotic Behavior of Stochastic Gilpin-Ayala Mutualism Model with Jumps[J]. Electronic Journal of Differential Equations，2013,162:1-17.

[27] ZHANG X, WANG K. Stability Analysis of a Stochastic Gilpin-Ayala Model Driven by Levy Noise[J]. Communications in Nonlinear Science and Numerical Simulation, 2014, 19: 1391-1399.

[28] XIA P, ZHENG X, JIANG D. Persistence and Nonpersistence of a Nonautonomous Stochastic Mutualism System[J]. Abstract and Applied Analysis, 2013, 256249: 1-13.

[29] WU R, ZOU X, WANG K. Asymptotic Properties of a Stochastic Lotka-Volterra Cooperative System with Impulsive Perturbations[J]. Nonlinear Dynamics, 2014, 77(3): 807–817.

[30] WU R, ZOU X, WANG K. Dynamical Behavior of a Competitive System under the Influence of Random Disturbance and Toxic Substances[J]. Nonlinear Dynamics, 2014, 77(4): 1209–1222.

[31] WU R, WANG K. Population Dynamical Behaviors of Stochastic Logistic System with Jumps[J]. Turkish Journal of Mathematics, 2014, 38: 935–948.

[32] WU R, ZOU X, WANG K. Asymptotic Properties of Stochastic Hybrid Gilpin-Ayala System with Jumps[J]. Applied Mathematics and Computation, Accepted. DOI: 10.1016/j.amc.2014.10.043.

[33] WU R, WANG K. Stochastic Logistic Systems with Jumps[J]. Journal of Applied Mathematics, 2014, 927013: 1-7.

[34] WU R, ZOU X, WANG K. Dynamics of Logistic System Driven by Levy Noise under Regime Switching [J]. Electronic Journal of Differential Equations，2014,76: 1-16.

[35] ZHANG C, LI W, WANG K. Stability and Boundedness of Stochastic Volterra Integrodifferential Equations with Infinite Delay[J]. Journal of Applied Mathematics, 2013, 320832: 1-17.

[36] ZHANG C, LI W, SU H, WANG K. A Graph-Theoretic Approach to Boundedness of Stochastic Cohen-Grossberg Neural Networks with Markovian Switching[J]. Applied Mathematics and Computation, 2013, 219: 9165-9173.

[37] ZHANG C, LI W, WANG K. Boundedness for Network of Stochastic Coupled van der Pol Oscillators with Time-Varying Delayed Coupling[J]. Applied Mathematical Modelling, 2013, 37: 5394-5402.

[38] LI W, QI X, PAN M, WANG K. Razumikhin-type Theorems on Exponential Stability of Stochastic Functional Differential Equations on Networks[J]. Neurocomputing, 2014, 131: 271-285.

[39] LI W, YANG H, WEN L, WANG K. Global Exponential Stability for Coupled Retarded Systems on Networks: A Graph-Theoretic Approach[J]. Communications in Nonlinear Science and Numerical Simulation, 2014, 19: 1651-1660.

[40] LI W, CHEN T, WANG K. Exponential Stability of Coupled Systems on Networks with Mixed Delays and Reaction-Diffusion Terms[J]. Abstract and Applied Analysis, 2014, 780387: 1-9.

[41] ZHANG C, LI W, WANG K. A Graph-Theoretic Approach to Stability of Neutral Stochastic Coupled Oscillators Network with Time-Varying Delayed Coupling[J]. Mathematical Methods in the Applied Sciences，2014, 37: 1179-1190.

[42] ZHANG C, LI W, SU H，WANG K. Asymptotic Boundedness for Stochastic Coupled Systems on Networks with Markovian Switching[J]. Neurocomputing, 2014, 136：180-189.

[43] ZHANG C, WANG K. Parameter-Dependent Integral on Time Scales[J]. Indian Journal of Pure & Applied Mathematics, 2014, 45: 139-163.

[44] KERMACK W, MCKENDRICK A. A Contribution to the Mathematical Theory of Epidemics[J]. Proceedings of The Royal Society of London. Series A, 1927, 115: 700-721.

[45] ANDERSON R, MAY R. Population Biology of Infectious Diseases: Part I[J]. Nature, 1979, 280: 361-367.

[46] ZHANG Z, WU J, SUO Y, et al. The Domain of Attraction for the Endemic Equilibrium of an SIRS Epidemic Model[J]. Mathematics and Computers in Simulation, 2011, 81: 1697-1706.

[47] CHALUB, FABIO A, SOUZA, MAX O. Discrete and Continuous SIS Epidemic Models: A Unifying Approach[J]. Ecologicaical Complexity, 2014, 18: 83-95.

[48] ZHANG T, TENG Z. Global Behavior and Permanence of SIRS Epidemic Model with Time Delay[J]. Nonlinear Analysis, 2008, 9: 1409-1424.

[49] ZHANG T, TENG Z. Permanence and Extinction for a Nonautonomous SIRS Epidemic Model with Time Delay[J]. Applied Mathematical Modelling, 2009, 33: 1058-1071.

[50] ZHANG T, LIU J, TENG Z. Dynamic Behavior for a Nonautonomous SIRS Epidemic Model with Distributed Delays[J]. Applied Mathematics and Computation, 2009, 214: 624-631.

[51] NAKATA, YUKIHIKO, KUNIYA, TOSHIKAZU. Global Dynamics of a Class of SEIRS Epidemic Models in a Periodic Environment[J]. Journal of Mathematical Analysis and Applications, 2010, 363: 230-237.

[52] HUANG G, LIU X, TAKEUCHI Y. Lyapunov Functions and Global Stability for Age-Structured HIV Infection Model[J]. SIAM Journal on Applied. Mathematics, 2012, 72: 25-38.

[53] GUO H, LI M, SHUAI Z. Global Stability of the Endemic Equilibrium of Multi-Group SIR Epidemic Models[J]. Canadian Applied Mathematics Quarterly, 2006, 14: 259-284.

[54] BERETTA E, HARA T, WETAL M. Global Asymptotic Stability of an SIR Epidemic Model with Distributed Time Delay[J]. Nonlinear Analysis, 2001, 47: 4107-4115.

[55] BERETTA E, HARA T. Permanenee of an SIR Epidemic Model with Distributed Time Delay[J]. The Tohoku Mathematical Journal, 2002, 54(4): 581-591.

[56] MENG X, CHEN L. The Dynamics of new SIR Epidemic Model Concerning Pulse Vaccination Strategy[J]. Applied Mathematics and Computation, 2008, 197: 528-597.

[57] ROY M, HOLT R. Effeets of Predation on Host-Pathogen Dyamics in SIR Models[J]. Theoretical Population Biology, 2008, 73: 319-331.

[58] ZHANG F, LI Z. Global Stability of an SIR Epidemic Model with Constant Infectious Period[J]. Applied Mathematics and Computation, 2008, 199: 285-291.

[59] BERETTA E, TAKEUCHI Y. Global Stability of an SIR Epidemic Model with Time Delays[J]. Mathematical Biosciences, 1995, 33: 250-260.

[60] TCHUENCHE J, NWAGWO A, LEVINS R. Global Behaviour of an SIR Epidemic Model with Time Delay[J]. Mathematical Models and Methods in Applied Sciences, 2007, 30: 733-749.

[61] GEORGESCU P, ZHANG H. A Lyapunov Functional for a SIRI Model with Nonlinear Incidence of Infection and Relapse[J]. Applied Mathematics and Computation, 2013, 291: 8496-8507.

[62] SAHU G, DHAR J. Analysis of an SVEIS Epidemic Model with Partial Temporary Immunity and Saturation Incidence Rate[J]. Applied Mathematical Modelling, 2012, 36: 908-923.

[63] DUAN X, YUAN S, LI X. Global Stability of an SVIR Model with Age of Vaccination[J]. Applied Mathematics and Computation, 2014, 226: 528-540.

[64] LI M, WANG L. Backward Bifurcation in a Mathematical Model for HIV Infection in Vivo with Anti-Retroviral Treatment[J]. Nonlinear Analysis: Real World Applications, 2014, 17: 147-160.

[65] DENPHEDTNONG A, CHINVIRIYASIT S, CHINVIRIYASIT W. On the Dynamics of SEIRS Epidemic Model with Transport-Related Infection[J]. Mathematical Biosciences, 2013, 246: 188-205.

[66] XUE Y, YUAN X, LIU M. Global Stability of a Multi-Group SEI Model[J]. Applied Mathematics and Computation, 2014, 226: 51-60.

[67] SAFI M, GUMEL A. Effect of Incidence Function on the Dynamics of Quarantine/Isolation Model with Time Delay[J]. Nonlinear Analysis-Real World Applications, 2011, 12: 215-235.

[68] SAFI M, GUMEL A, ELBASHA E. Qualitative Analysis of an Age-Structured SEIR Epidemic Model with Treatment[J]. Applied Mathematics and Computation, 2013, 219: 10627-10642.

[69] BLYUSS K, KYRYCHKO Y. Instability of Disease-Free Equilibrium in a Model of Malaria with Immune Delay[J]. Mathematical Biosciences, 2014, 248: 54-56.

[70] BLYUSS K, KONSTANTIN B. The Effects of Symmetry on the Dynamics of Antigenic Variation[J]. Journal of Mathematical Biology, 2013, 66: 115-117.

[71] BLYUSS K, KYRYCHKO Y. Symmetry Breaking in a Model of Antigenic Variation with Immune Delay[J]. Bulletin of Mathematical Biology, 2012, 74: 2488-2509.

[72] MITCHELL J, CARR T. Synchronous versus Asynchronous Oscillations for Antigenically Varying Plasmodium Falciparum with Host Immune Response[J]. Journal of Biological Dynamics, 2012, 6: 333-357.

[73] CHAN B, YU P. Synchrony-Breaking Hopf Bifurcation in a Model of Antigenic Variation[J]. International Journal of Bifurcation and Chaos, 2013, 23(2): 1-15.

[74] NCUBE I. Absolute Stability and Hopf Bifurcation in a Plasmodium Falciparum Malaria Model Incorporating Discrete Immune Response Delay[J]. Mathematical Biosciences, 2013, 243: 131-135.

[75] LASHARI A, ALY S, HATTAF K. Presentation of Malaria Epidemics Using Multiple Optimal Controls[J]. Journal of Applied. Mathematics, 2012, 946504: 1-17.

[76] MOULAY D, ALAOUI M, KWON H. Optimal Control of Chikungunya Disease: larvae Reduction, Treatment and Prevention[J]. Mathematical Biosciences and Engineering, 2012, 9: 369-392.

[77] LASHARI A, ZAMAN G. Optimal Control of a Vector-Borne Disease with Horizontal Transmission in Host Population[J]. Nonlinear Analysis-Real World Applications, 2012, 13: 203-212.

[78] LEE K, LASHARI A. Stability Analysis and Optimal Control of Pine Wilt Disease[J]. Applied Mathematics and Computation, 2014, 226: 793-804.

[79] XU Z. Traveling Waves in a Kermack–Mckendrick Epidemic Model[J].Nonlinear Analysis, 2014, 111: 66-81.

[80] KUPFERSCHMIDT K. Estimating the Ebola Epidemic Modelers of Infectious Diseases Strive to Predict Spread of the Virus-and how to Stop it[J]. Science, 2014, 345: 1108.

[81] FARIA N, RAMBAUT A, SUCHARD M, et al. The early Spread and Epidemic Ignition of HIV-1 in Human Populations[J]. Science, 2014, 346: 56-61.

[82] DALAL N, GREENHALGH D, MAO X. A Stochastic Model of AIDS and Condom Use[J]. Journal of Mathematical Analysis and Applications, 2007, 325: 36-53.

[83] DALAL N, GREENHALGH D, MAO X. A Stochastic Model for Internal HIV Dynamics[J]. Journal of Mathematical Analysis and Applications, 2008, 341: 1084-1101.

[84] BERETTA E, KOLMANOVSKIIB V, SHAIKHETC L. Stability of Epidemic Model with Time Delays Influenced Stochastic Perturbations[J]. Mathematics and Computers Simulation, 1998, 45: 269-277.

[85] TORNATORE E, BUCCELLATO S, VETRO P. Stability of a Stochastic SIR System[J]. Physica A: Statistical Mechanics and its Applications, 2005, 354: 111-126.

[86] CARLETTI M. On the Stability Properties of a Stochastic Model for Phage-Bacteria Interaction in Open Marine Environment[J]. Mathematical Biosciences, 2002, 175: 117-131.

[87] IMHOF L, WATCHER S. Exclusion and Persistence in Deterministic and Stochastic Chemostat Models[J]. Journal of Differential Equations, 2005, 217: 26-53.

[88] JIANG D, YU J, JI C, et al. Asymptotic Behavior of Global Positive Solution to a Stochastic SIR Model[J]. Mathematical and Computer Modelling, 2011, 54: 221-232.

[89] JIANG D, JI C. The Long Time Behavior of DI SIR Epidemic Model with Stochastic Perturbation[J]. Journal of Mathematical Analysis and Applications, 2010, 372: 162-180.

[90] JI C, JIANG D, SHI N. Multigroup SIR Epidemic Model with Stochastic Perturbation[J]. Physica A, 2011, 390: 1747-1762.

[91] JI C, JIANG D, SHI N. Two-Group SIR Epidemic Model with Stochastic Perturbation[J]. Acta Mathematica Sinica, English Series, 2012, 28: 2545-2560.

[92] YU J, JIANG D, SHI N. Global Stability of Two-Group SIR Model with Random Perturbation[J]. Journal of Mathematical Analysis and Applications, 2009, 360: 235-244.

[93] YUAN C, JIANG D, O'REGAN D, et al. Stochastically Asymptotically Stability of the Multi-Group SEIR and SIR Models with Random Perturbation[J]. Commun Nonlinear Sci Numer Simulat, 2012, 17: 2501-2516.

[94] YANG Q, MAO X. Extinction and Recurrence of Multi-Group SEIR Epidemic Models with Stochastic Perturbations[J]. Nonlinear Analysis: Real World Applications, 2013, 14: 1434-1456.

[95] YANG Q, JIANG D, SHI N, et al. The Ergodicity and Extinction of Stochastically Perturbed SIR and SEIR Epidemic Models with Saturated Incidence[J]. Journal of Mathematical Analysis and Applications, 2012, 388: 248-271.

[96] LIU M, BAI C, WANG K. Asymptotic Stability of a Two-Group Stochastic SEIR Model with Infinite Delays[J]. Communications in Nonlinear Science and Numerical Simulation, 2014, 19(10): 3444-3453.

[97] GRAY A, GREENHALGH D, GREENHAIGH L, et al. A Stochastic Differential Equation SIS Epidemic Model[J]. SIAM Journal on Applied Mathematics A, 2011, 71: 876-902.

[98] LAHROUZ A, SETTATI A. Asymptotic Properties of Switching Diffusion Epidemic Model with Varying Population Size[J]. Applied Mathematics and Computation, 2013, 219: 11134-11148.

[99] LU Q. Stability of SIRS System with Random Perturbations[J]. Physica A, 2009, 388: 3677-3686.

[100] LAHROUZ A, OMARI L, KIOUACH D. Global Analysis of a Deterministic and Stochastic Nonlinear SIRS Epidemic Model[J]. Nonlinear Analysis. Modelling and Control, 2011, 16: 59-76.

[101] LAHROUZ A, OMARI L. Extinction and Stationary Distribution of a Stochastic SIRS Epidemic Model with Non-Linear Incidence[J]. Statistics and Probability Letters, 2013, 83: 960-968.

[102] HAN Z, ZHAO J. Stochastic SIRS Model under Regime Switching[J]. Nonlinear Analysis: Real World Applications, 2013, 14: 352-364.

[103] LAHROUZ A, SETTATI A. Necessary and Sufficient Condition for Extinction and Persistence of SIRS System with Random Perturbation[J]. Applied Mathematics and Computation, 2014, 233: 10-19.

[104] SANTONJA F, SHAIKHET L. Analysing Social Epidemics by Delayed Stochastic Models[J]. Discrete Dynamics in Nature and Society, 2012, 530472: 1-13.

[105] SANTONJA F, SHAIKHET L. Probabilistic Stability Analysis of Social Obesity Epidemic by a Delayed Stochastic Model[J]. Nonlinear Analysis: Real World Applications, 2014, 17: 114-125.

[106] DAVID L, AKE S. Estimation of the Malthusian Parameter in an Stochastic Epidemic Model Using Martingale Methods[J]. Mathematical Biosciences, 2013, 246: 272-279.

[107] DANG N. A Note on Sufficient Conditions for Asymptotic Stability in Distribution of Stochastic Differential Equations with Markovian Switching[J]. Nonlinear Analysis, 2014, 95: 625-631.

[108] PANDEY A, ATKINS K, MEDLOCK J, et al. Strategies for Containing Ebola in West Africa[J]. Science, 2014, 346: 991-995.

[109] SITU R. Theory of Stochastic Differential Equations with Jumps and Applications[M]. Beijing: Beijing World Publishing Corporation, 2012.

[110] MAO X. Stochastic Differential Equations and Their Applications[M]. 2th. Chichester: Horwood Publishing, 2007.

[111] SIAKALLI M. Stability Properties of Stochastic Differential Equations Driven by Levy Noise[M]. University of Sheffield PhD Thesis, 2009.

[112] MAO X. Stochastic Differential Equations and Applications[M]. Horwood Publications, Chichester, 1997, second edition 2008.

[113] APPLEBAUM D, SIAKALLI M. Asymptotic Stability of Stochastic Differential Equations Driven by Lévy Noise[J]. Journal of Applied Probability, 2009, 46: 1116-1129.

[114] APPLEBAUM D. Lévy Processes and Stochastic Calculus[M]. Cambridge University Press 2004, second edition 2009.

[115] BAO J, MAO X. Competitive Lotka-Volterra Population Dynamics with Jumps [J]. Nonlinear Analysis, 2011, 74: 6601–6616.

[116] GUO H, LI M, SHUAI Z. A Graph-Theoretic Approach to the Method of Global lyapunov Functions[J]. Proceedings of the American Mathematical Society, 2008, 136: 2793-2802.

[117] LI M, MULDOWNEY J. Global Stability for the SEIR Model in Epidemiology Muldowney[J]. Mathematical Biosciences, 1995, 125: 155-164.

[118] YUAN C, JIANG D, REGAN D, et al. Stochastically Asymptotically Stability of the Multi-Group SEIR and SIR Models with Random Perturbation[J]. Communications in Nonlinear Science and Numerical Simulation, 2012, 17: 2501-2516.

[119] YANG Q, MAO X. Extinction and Recurrence of Multi-Group SEIR Epidemic Models with Stochastic Perturbations[J]. Nonlinear Analysis. Real World Applications, 2013, 14: 1434-1456.

[120] MA Z, LIU J, LI J. Stability Analysis for Differential Infectivity Epidemic Models [J]. Nonlinear Analysis. Real World Applications, 2003, 4: 841-856.

[121] 张向华. 几类带 Lévy 跳的随机传染病模型的动力学性质分析[D]. 哈尔滨: 哈尔滨工业大学, 2014: 1-30.

[122] 张向华. 双时滞的 Nicholson 果蝇系统的动力学性质[J]. 哈尔滨工业大学学报, 2011,43:70-75.

[123] ZHANG X, WANG K. Stochastic SIR Model with Jumps[J]. Applied Mathematics Letters, 2013, 26: 867–874.

[124] ZHANG X, WANG K. Stochastic SEIR Model with Jumps[J]. Applied Mathematics and Computation, 2014, 239: 133–143.

[125] ZHANG X, WANG K. Stochastic Model for Spread of AIDS Driven by Lévy Noise[J]. Journal of Dynamics and Differential Equations,2015,27:215-236.

[126] ZHANG X, CHEN F, WANG K, et al. Stochastic SIRS model driven by Lévy noise[J].Acta Mathematica Scientia,2016,3.

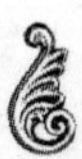

哈尔滨工业大学出版社刘培杰数学工作室已出版(即将出版)图书目录

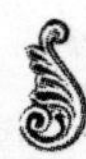

书名	出版时间	定价	编号
新编中学数学解题方法全书(高中版)上卷	2007－09	38.00	7
新编中学数学解题方法全书(高中版)中卷	2007－09	48.00	8
新编中学数学解题方法全书(高中版)下卷(一)	2007－09	42.00	17
新编中学数学解题方法全书(高中版)下卷(二)	2007－09	38.00	18
新编中学数学解题方法全书(高中版)下卷(三)	2010－06	58.00	73
新编中学数学解题方法全书(初中版)上卷	2008－01	28.00	29
新编中学数学解题方法全书(初中版)中卷	2010－07	38.00	75
新编中学数学解题方法全书(高考复习卷)	2010－01	48.00	67
新编中学数学解题方法全书(高考真题卷)	2010－01	38.00	62
新编中学数学解题方法全书(高考精华卷)	2011－03	68.00	118
新编平面解析几何解题方法全书(专题讲座卷)	2010－01	18.00	61
新编中学数学解题方法全书(自主招生卷)	2013－08	88.00	261
数学眼光透视	2008－01	38.00	24
数学思想领悟	2008－01	38.00	25
数学应用展观	2008－01	38.00	26
数学建模导引	2008－01	28.00	23
数学方法溯源	2008－01	38.00	27
数学史话览胜	2008－01	28.00	28
数学思维技术	2013－09	38.00	260
从毕达哥拉斯到怀尔斯	2007－10	48.00	9
从迪利克雷到维斯卡尔迪	2008－01	48.00	21
从哥德巴赫到陈景润	2008－05	98.00	35
从庞加莱到佩雷尔曼	2011－08	138.00	136
数学奥林匹克与数学文化(第一辑)	2006－05	48.00	4
数学奥林匹克与数学文化(第二辑)(竞赛卷)	2008－01	48.00	19
数学奥林匹克与数学文化(第二辑)(文化卷)	2008－07	58.00	36′
数学奥林匹克与数学文化(第三辑)(竞赛卷)	2010－01	48.00	59
数学奥林匹克与数学文化(第四辑)(竞赛卷)	2011－08	58.00	87
数学奥林匹克与数学文化(第五辑)	2015－06	98.00	370

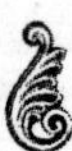

哈尔滨工业大学出版社刘培杰数学工作室 已出版(即将出版)图书目录

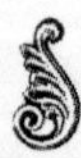

书　名	出版时间	定　价	编号
世界著名平面几何经典著作钩沉——几何作图专题卷(上)	2009-06	48.00	49
世界著名平面几何经典著作钩沉——几何作图专题卷(下)	2011-01	88.00	80
世界著名平面几何经典著作钩沉(民国平面几何老课本)	2011-03	38.00	113
世界著名平面几何经典著作钩沉(建国初期平面三角老课本)	2015-08	38.00	507
世界著名解析几何经典著作钩沉——平面解析几何卷	2014-01	38.00	264
世界著名数论经典著作钩沉(算术卷)	2012-01	28.00	125
世界著名数学经典著作钩沉——立体几何卷	2011-02	28.00	88
世界著名三角学经典著作钩沉(平面三角卷Ⅰ)	2010-06	28.00	69
世界著名三角学经典著作钩沉(平面三角卷Ⅱ)	2011-01	38.00	78
世界著名初等数论经典著作钩沉(理论和实用算术卷)	2011-07	38.00	126
发展空间想象力	2010-01	38.00	57
走向国际数学奥林匹克的平面几何试题诠释(上、下)(第1版)	2007-01	68.00	11,12
走向国际数学奥林匹克的平面几何试题诠释(上、下)(第2版)	2010-02	98.00	63,64
平面几何证明方法全书	2007-08	35.00	1
平面几何证明方法全书习题解答(第1版)	2005-10	18.00	2
平面几何证明方法全书习题解答(第2版)	2006-12	18.00	10
平面几何天天练上卷・基础篇(直线型)	2013-01	58.00	208
平面几何天天练中卷・基础篇(涉及圆)	2013-01	28.00	234
平面几何天天练下卷・提高篇	2013-01	58.00	237
平面几何专题研究	2013-07	98.00	258
最新世界各国数学奥林匹克中的平面几何试题	2007-09	38.00	14
数学竞赛平面几何典型题及新颖解	2010-07	48.00	74
初等数学复习及研究(平面几何)	2008-09	58.00	38
初等数学复习及研究(立体几何)	2010-06	38.00	71
初等数学复习及研究(平面几何)习题解答	2009-01	48.00	42
几何学教程(平面几何卷)	2011-03	68.00	90
几何学教程(立体几何卷)	2011-07	68.00	130
几何变换与几何证题	2010-06	88.00	70
计算方法与几何证题	2011-06	28.00	129
立体几何技巧与方法	2014-04	88.00	293
几何瑰宝——平面几何500名题暨1000条定理(上、下)	2010-07	138.00	76,77
三角形的解法与应用	2012-07	18.00	183
近代的三角形几何学	2012-07	48.00	184
一般折线几何学	2015-08	48.00	203
三角形的五心	2009-06	28.00	51
三角形的六心及其应用	2015-10	68.00	542
三角形趣谈	2012-08	28.00	212
解三角形	2014-01	28.00	265
三角学专门教程	2014-09	28.00	387

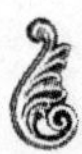

哈尔滨工业大学出版社刘培杰数学工作室已出版(即将出版)图书目录

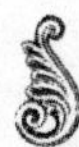

书　名	出版时间	定　价	编号
距离几何分析导引	2015—02	68.00	446
圆锥曲线习题集(上册)	2013—06	68.00	255
圆锥曲线习题集(中册)	2015—01	78.00	434
圆锥曲线习题集(下册)	即将出版		
论九点圆	2015—05	88.00	645
近代欧氏几何学	2012—03	48.00	162
罗巴切夫斯基几何学及几何基础概要	2012—07	28.00	188
罗巴切夫斯基几何学初步	2015—06	28.00	474
用三角、解析几何、复数、向量计算解数学竞赛几何题	2015—03	48.00	455
美国中学几何教程	2015—04	88.00	458
三线坐标与三角形特征点	2015—04	98.00	460
平面解析几何方法与研究(第 1 卷)	2015—05	18.00	471
平面解析几何方法与研究(第 2 卷)	2015—06	18.00	472
平面解析几何方法与研究(第 3 卷)	2015—07	18.00	473
解析几何研究	2015—01	38.00	425
解析几何学教程.上	2016—01	38.00	574
解析几何学教程.下	2016—01	38.00	575
几何学基础	2016—01	58.00	581
初等几何研究	2015—02	58.00	444
俄罗斯平面几何问题集	2009—08	88.00	55
俄罗斯立体几何问题集	2014—03	58.00	283
俄罗斯几何大师——沙雷金论数学及其他	2014—01	48.00	271
来自俄罗斯的 5000 道几何习题及解答	2011—03	58.00	89
俄罗斯初等数学问题集	2012—05	38.00	177
俄罗斯函数问题集	2011—03	38.00	103
俄罗斯组合分析问题集	2011—01	48.00	79
俄罗斯初等数学万题选——三角卷	2012—11	38.00	222
俄罗斯初等数学万题选——代数卷	2013—08	68.00	225
俄罗斯初等数学万题选——几何卷	2014—01	68.00	226
463 个俄罗斯几何老问题	2012—01	28.00	152
超越吉米多维奇.数列的极限	2009—11	48.00	58
超越普里瓦洛夫.留数卷	2015—01	28.00	437
超越普里瓦洛夫.无穷乘积与它对解析函数的应用卷	2015—05	28.00	477
超越普里瓦洛夫.积分卷	2015—06	18.00	481
超越普里瓦洛夫.基础知识卷	2015—06	28.00	482
超越普里瓦洛夫.数项级数卷	2015—07	38.00	489
初等数论难题集(第一卷)	2009—05	68.00	44
初等数论难题集(第二卷)(上、下)	2011—02	128.00	82,83
数论概貌	2011—03	18.00	93
代数数论(第二版)	2013—08	58.00	94
代数多项式	2014—06	38.00	289
初等数论的知识与问题	2011—02	28.00	95
超越数论基础	2011—03	28.00	96
数论初等教程	2011—03	28.00	97
数论基础	2011—03	18.00	98
数论基础与维诺格拉多夫	2014—03	18.00	292

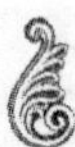

哈尔滨工业大学出版社刘培杰数学工作室已出版(即将出版)图书目录

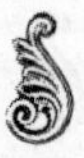

书　名	出版时间	定　价	编号
解析数论基础	2012－08	28.00	216
解析数论基础(第二版)	2014－01	48.00	287
解析数论问题集(第二版)(原版引进)	2014－05	88.00	343
解析数论问题集(第二版)(中译本)	2016－04	88.00	607
数论入门	2011－03	38.00	99
代数数论入门	2015－03	38.00	448
数论开篇	2012－07	28.00	194
解析数论引论	2011－03	48.00	100
Barban Davenport Halberstam 均值和	2009－01	40.00	33
基础数论	2011－03	28.00	101
初等数论 100 例	2011－05	18.00	122
初等数论经典例题	2012－07	18.00	204
最新世界各国数学奥林匹克中的初等数论试题(上、下)	2012－01	138.00	144,145
初等数论(Ⅰ)	2012－01	18.00	156
初等数论(Ⅱ)	2012－01	18.00	157
初等数论(Ⅲ)	2012－01	28.00	158
平面几何与数论中未解决的新老问题	2013－01	68.00	229
代数数论简史	2014－11	28.00	408
代数数论	2015－09	88.00	532
数论导引提要及习题解答	2016－01	48.00	559

谈谈素数	2011－03	18.00	91
平方和	2011－03	18.00	92
复变函数引论	2013－10	68.00	269
伸缩变换与抛物旋转	2015－01	38.00	449
无穷分析引论(上)	2013－04	88.00	247
无穷分析引论(下)	2013－04	98.00	245
数学分析	2014－04	28.00	338
数学分析中的一个新方法及其应用	2013－01	38.00	231
数学分析例选:通过范例学技巧	2013－01	88.00	243
高等代数例选:通过范例学技巧	2015－06	88.00	475
三角级数论(上册)(陈建功)	2013－01	38.00	232
三角级数论(下册)(陈建功)	2013－01	48.00	233
三角级数论(哈代)	2013－06	48.00	254
三角级数	2015－07	28.00	263
超越数	2011－03	18.00	109
三角和方法	2011－03	18.00	112
整数论	2011－05	38.00	120
从整数谈起	2015－10	28.00	538
随机过程(Ⅰ)	2014－01	78.00	224
随机过程(Ⅱ)	2014－01	68.00	235
算术探索	2011－12	158.00	148
组合数学	2012－04	28.00	178
组合数学浅谈	2012－03	28.00	159
丢番图方程引论	2012－03	48.00	172
拉普拉斯变换及其应用	2015－02	38.00	447
高等代数.上	2016－01	38.00	548
高等代数.下	2016－01	38.00	549
高等代数教程	2016－01	58.00	579

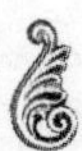

哈尔滨工业大学出版社刘培杰数学工作室已出版(即将出版)图书目录

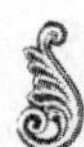

书　　名	出版时间	定　价	编号
数学解析教程.上卷.1	2016－01	58.00	546
数学解析教程.上卷.2	2016－01	38.00	553
函数构造论.上	2016－01	38.00	554
函数构造论.下	即将出版		555
数与多项式	2016－01	38.00	558
概周期函数	2016－01	48.00	572
变叙的项的极限分布律	2016－01	18.00	573
整函数	2012－08	18.00	161
近代拓扑学研究	2013－04	38.00	239
多项式和无理数	2008－01	68.00	22
模糊数据统计学	2008－03	48.00	31
模糊分析学与特殊泛函空间	2013－01	68.00	241
谈谈不定方程	2011－05	28.00	119
常微分方程	2016－01	58.00	586
平稳随机函数导论	2016－03	48.00	587
量子力学原理・上	2016－01	38.00	588
图与矩阵	2014－08	40.00	644
受控理论与解析不等式	2012－05	78.00	165
解析不等式新论	2009－06	68.00	48
建立不等式的方法	2011－03	98.00	104
数学奥林匹克不等式研究	2009－08	68.00	56
不等式研究(第二辑)	2012－02	68.00	153
不等式的秘密(第一卷)	2012－02	28.00	154
不等式的秘密(第一卷)(第2版)	2014－02	38.00	286
不等式的秘密(第二卷)	2014－01	38.00	268
初等不等式的证明方法	2010－06	38.00	123
初等不等式的证明方法(第二版)	2014－11	38.00	407
不等式・理论・方法(基础卷)	2015－07	38.00	496
不等式・理论・方法(经典不等式卷)	2015－07	38.00	497
不等式・理论・方法(特殊类型不等式卷)	2015－07	48.00	498
不等式的分拆降维降幂方法与可读证明	2016－01	68.00	591
不等式探究	2016－03	38.00	582
同余理论	2012－05	38.00	163
[x]与{x}	2015－04	48.00	476
极值与最值.上卷	2015－06	28.00	486
极值与最值.中卷	2015－06	38.00	487
极值与最值.下卷	2015－06	28.00	488
整数的性质	2012－11	38.00	192
完全平方数及其应用	2015－08	78.00	506
多项式理论	2015－10	88.00	541
历届美国中学生数学竞赛试题及解答(第一卷)1950－1954	2014－07	18.00	277
历届美国中学生数学竞赛试题及解答(第二卷)1955－1959	2014－04	18.00	278
历届美国中学生数学竞赛试题及解答(第三卷)1960－1964	2014－06	18.00	279
历届美国中学生数学竞赛试题及解答(第四卷)1965－1969	2014－04	28.00	280
历届美国中学生数学竞赛试题及解答(第五卷)1970－1972	2014－06	18.00	281
历届美国中学生数学竞赛试题及解答(第七卷)1981－1986	2015－01	18.00	424

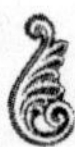

哈尔滨工业大学出版社刘培杰数学工作室已出版(即将出版)图书目录

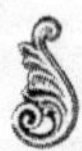

书 名	出版时间	定 价	编号
历届 IMO 试题集(1959—2005)	2006—05	58.00	5
历届 CMO 试题集	2008—09	28.00	40
历届中国数学奥林匹克试题集	2014—10	38.00	394
历届加拿大数学奥林匹克试题集	2012—08	38.00	215
历届美国数学奥林匹克试题集:多解推广加强	2012—08	38.00	209
历届美国数学奥林匹克试题集:多解推广加强(第 2 版)	2016—03	48.00	592
历届波兰数学竞赛试题集.第 1 卷,1949～1963	2015—03	18.00	453
历届波兰数学竞赛试题集.第 2 卷,1964～1976	2015—03	18.00	454
历届巴尔干数学奥林匹克试题集	2015—05	38.00	466
保加利亚数学奥林匹克	2014—10	38.00	393
圣彼得堡数学奥林匹克试题集	2015—01	38.00	429
匈牙利奥林匹克数学竞赛题解.第 1 卷	2016—05	28.00	593
匈牙利奥林匹克数学竞赛题解.第 2 卷	2016—05	28.00	594
历届国际大学生数学竞赛试题集(1994—2010)	2012—01	28.00	143
全国大学生数学夏令营数学竞赛试题及解答	2007—03	28.00	15
全国大学生数学竞赛辅导教程	2012—07	28.00	189
全国大学生数学竞赛复习全书	2014—04	48.00	340
历届美国大学生数学竞赛试题集	2009—03	88.00	43
前苏联大学生数学奥林匹克竞赛题解(上编)	2012—04	28.00	169
前苏联大学生数学奥林匹克竞赛题解(下编)	2012—04	38.00	170
历届美国数学邀请赛试题集	2014—01	48.00	270
全国高中数学竞赛试题及解答.第 1 卷	2014—07	38.00	331
大学生数学竞赛讲义	2014—09	28.00	371
亚太地区数学奥林匹克竞赛题	2015—07	18.00	492
日本历届(初级)广中杯数学竞赛试题及解答.第 1 卷(2000～2007)	2016—05	28.00	641
日本历届(初级)广中杯数学竞赛试题及解答.第 2 卷(2008～2015)	2016—05	38.00	642
高考数学临门一脚(含密押三套卷)(理科版)	2015—01	24.80	421
高考数学临门一脚(含密押三套卷)(文科版)	2015—01	24.80	422
新课标高考数学题型全归纳(文科版)	2015—05	72.00	467
新课标高考数学题型全归纳(理科版)	2015—05	82.00	468
洞穿高考数学解答题核心考点(理科版)	2015—11	49.80	550
洞穿高考数学解答题核心考点(文科版)	2015—11	46.80	551
高考数学题型全归纳:文科版.上	2016—05	53.00	663
高考数学题型全归纳:文科版.下	2016—05	53.00	664
高考数学题型全归纳:理科版.上	2016—05	58.00	665
高考数学题型全归纳:理科版.下	2016—05	58.00	666
王连笑教你怎样学数学:高考选择题解题策略与客观题实用训练	2014—01	48.00	262
王连笑教你怎样学数学:高考数学高层次讲座	2015—02	48.00	432
高考数学的理论与实践	2009—08	38.00	53
高考数学核心题型解题方法与技巧	2010—01	28.00	86
高考思维新平台	2014—03	38.00	259
30 分钟拿下高考数学选择题、填空题(第二版)	2012—01	28.00	146
高考数学压轴题解题诀窍(上)	2012—02	78.00	166
高考数学压轴题解题诀窍(下)	2012—03	28.00	167
北京市五区文科数学三年高考模拟题详解:2013～2015	2015—08	48.00	500

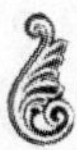

哈尔滨工业大学出版社刘培杰数学工作室已出版(即将出版)图书目录

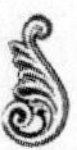

书名	出版时间	定价	编号
北京市五区理科数学三年高考模拟题详解:2013～2015	2015－09	68.00	505
向量法巧解数学高考题	2009－08	28.00	54
高考数学万能解题法	2015－09	28.00	534
高考物理万能解题法	2015－09	28.00	537
高考化学万能解题法	2015－11	25.00	557
高考生物万能解题法	2016－03	25.00	598
高考数学解题金典	2016－04	68.00	602
高考物理解题金典	2016－03	58.00	603
高考化学解题金典	2016－04	48.00	604
高考生物解题金典	即将出版		605
我一定要赚分:高中物理	2016－01	38.00	580
数学高考参考	2016－01	78.00	589
2011～2015 年全国及各省市高考数学文科精品试题审题要津与解法研究	2015－10	68.00	539
2011～2015 年全国及各省市高考数学理科精品试题审题要津与解法研究	2015－10	88.00	540
最新全国及各省市高考数学试卷解法研究及点拨评析	2009－02	38.00	41
2011 年全国及各省市高考数学试题审题要津与解法研究	2011－10	48.00	139
2013 年全国及各省市高考数学试题解析与点评	2014－01	48.00	282
全国及各省市高考数学试题审题要津与解法研究	2015－02	48.00	450
新课标高考数学——五年试题分章详解(2007～2011)(上、下)	2011－10	78.00	140,141
全国中考数学压轴题审题要津与解法研究	2013－04	78.00	248
新编全国及各省市中考数学压轴题审题要津与解法研究	2014－05	58.00	342
全国及各省市 5 年中考数学压轴题审题要津与解法研究	2015－04	58.00	462
中考数学专题总复习	2007－04	28.00	6
中考数学较难题、难题常考题型解题方法与技巧.上	2016－01	48.00	584
中考数学较难题、难题常考题型解题方法与技巧.下	2016－01	58.00	585
北京中考数学压轴题解题方法突破	2016－03	38.00	597
助你高考成功的数学解题智慧:知识是智慧的基础	2016－01	58.00	596
助你高考成功的数学解题智慧:错误是智慧的试金石	2016－04	58.00	643
助你高考成功的数学解题智慧:方法是智慧的推手	2016－04	68.00	657
高考数学奇思妙解	2016－04	38.00	610

书名	出版时间	定价	编号
新编 640 个世界著名数学智力趣题	2014－01	88.00	242
500 个最新世界著名数学智力趣题	2008－06	48.00	3
400 个最新世界著名数学最值问题	2008－09	48.00	36
500 个世界著名数学征解问题	2009－06	48.00	52
400 个中国最佳初等数学征解老问题	2010－01	48.00	60
500 个俄罗斯数学经典老题	2011－01	28.00	81
1000 个国外中学物理好题	2012－04	48.00	174
300 个日本高考数学题	2012－05	38.00	142
500 个前苏联早期高考数学试题及解答	2012－05	28.00	185
546 个早期俄罗斯大学生数学竞赛题	2014－03	38.00	285
548 个来自美苏的数学好问题	2014－11	28.00	396
20 所苏联著名大学早期入学试题	2015－02	18.00	452
161 道德国工科大学生必做的微分方程习题	2015－05	28.00	469
500 个德国工科大学生必做的高数习题	2015－06	28.00	478
德国讲义日本考题.微积分卷	2015－04	48.00	456
德国讲义日本考题.微分方程卷	2015－04	38.00	457

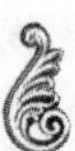

哈尔滨工业大学出版社刘培杰数学工作室 已出版(即将出版)图书目录

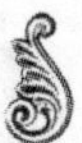

书名	出版时间	定价	编号
中国初等数学研究 2009卷(第1辑)	2009—05	20.00	45
中国初等数学研究 2010卷(第2辑)	2010—05	30.00	68
中国初等数学研究 2011卷(第3辑)	2011—07	60.00	127
中国初等数学研究 2012卷(第4辑)	2012—07	48.00	190
中国初等数学研究 2014卷(第5辑)	2014—02	48.00	288
中国初等数学研究 2015卷(第6辑)	2015—06	68.00	493
中国初等数学研究 2016卷(第7辑)	2016—04	68.00	609
几何变换(Ⅰ)	2014—07	28.00	353
几何变换(Ⅱ)	2015—06	28.00	354
几何变换(Ⅲ)	2015—01	38.00	355
几何变换(Ⅳ)	2015—12	38.00	356
博弈论精粹	2008—03	58.00	30
博弈论精粹.第二版(精装)	2015—01	88.00	461
数学 我爱你	2008—01	28.00	20
精神的圣徒 别样的人生——60位中国数学家成长的历程	2008—09	48.00	39
数学史概论	2009—06	78.00	50
数学史概论(精装)	2013—03	158.00	272
数学史选讲	2016—01	48.00	544
斐波那契数列	2010—02	28.00	65
数学拼盘和斐波那契魔方	2010—07	38.00	72
斐波那契数列欣赏	2011—01	28.00	160
数学的创造	2011—02	48.00	85
数学美与创造力	2016—01	48.00	595
数海拾贝	2016—01	48.00	590
数学中的美	2011—02	38.00	84
数论中的美学	2014—12	38.00	351
数学王者 科学巨人——高斯	2015—01	28.00	428
振兴祖国数学的圆梦之旅:中国初等数学研究史话	2015—06	78.00	490
二十世纪中国数学史料研究	2015—10	48.00	536
数字谜、数阵图与棋盘覆盖	2016—01	58.00	298
时间的形状	2016—01	38.00	556
数学解题——靠数学思想给力(上)	2011—07	38.00	131
数学解题——靠数学思想给力(中)	2011—07	48.00	132
数学解题——靠数学思想给力(下)	2011—07	38.00	133
我怎样解题	2013—01	48.00	227
数学解题中的物理方法	2011—06	28.00	114
数学解题的特殊方法	2011—06	48.00	115
中学数学计算技巧	2012—01	48.00	116
中学数学证明方法	2012—01	58.00	117
数学趣题巧解	2012—03	28.00	128
高中数学教学通鉴	2015—05	58.00	479
和高中生漫谈:数学与哲学的故事	2014—08	28.00	369
自主招生考试中的参数方程问题	2015—01	28.00	435
自主招生考试中的极坐标问题	2015—04	28.00	463
近年全国重点大学自主招生数学试题全解及研究.华约卷	2015—02	38.00	441
近年全国重点大学自主招生数学试题全解及研究.北约卷	2016—05	38.00	619
自主招生数学解证宝典	2015—09	48.00	535

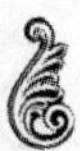

哈尔滨工业大学出版社刘培杰数学工作室已出版(即将出版)图书目录

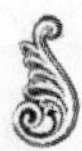

书　名	出版时间	定　价	编号
格点和面积	2012－07	18.00	191
射影几何趣谈	2012－04	28.00	175
斯潘纳尔引理——从一道加拿大数学奥林匹克试题谈起	2014－01	28.00	228
李普希兹条件——从几道近年高考数学试题谈起	2012－10	18.00	221
拉格朗日中值定理——从一道北京高考试题的解法谈起	2015－10	18.00	197
闵科夫斯基定理——从一道清华大学自主招生试题谈起	2014－01	28.00	198
哈尔测度——从一道冬令营试题的背景谈起	2012－08	28.00	202
切比雪夫逼近问题——从一道中国台北数学奥林匹克试题谈起	2013－04	38.00	238
伯恩斯坦多项式与贝齐尔曲面——从一道全国高中数学联赛试题谈起	2013－03	38.00	236
卡塔兰猜想——从一道普特南竞赛试题谈起	2013－06	18.00	256
麦卡锡函数和阿克曼函数——从一道前南斯拉夫数学奥林匹克试题谈起	2012－08	18.00	201
贝蒂定理与拉姆贝克莫斯尔定理——从一个拣石子游戏谈起	2012－08	18.00	217
皮亚诺曲线和豪斯道夫分球定理——从无限集谈起	2012－08	18.00	211
平面凸图形与凸多面体	2012－10	28.00	218
斯坦因豪斯问题——从一道二十五省市自治区中学数学竞赛试题谈起	2012－07	18.00	196
纽结理论中的亚历山大多项式与琼斯多项式——从一道北京市高一数学竞赛试题谈起	2012－07	28.00	195
原则与策略——从波利亚"解题表"谈起	2013－04	38.00	244
转化与化归——从三大尺规作图不能问题谈起	2012－08	28.00	214
代数几何中的贝祖定理(第一版)——从一道 IMO 试题的解法谈起	2013－08	18.00	193
成功连贯理论与约当块理论——从一道比利时数学竞赛试题谈起	2012－04	18.00	180
素数判定与大数分解	2014－08	18.00	199
置换多项式及其应用	2012－10	18.00	220
椭圆函数与模函数——从一道美国加州大学洛杉矶分校(UCLA)博士资格考题谈起	2012－10	28.00	219
差分方程的拉格朗日方法——从一道 2011 年全国高考理科试题的解法谈起	2012－08	28.00	200
力学在几何中的一些应用	2013－01	38.00	240
高斯散度定理、斯托克斯定理和平面格林定理——从一道国际大学生数学竞赛试题谈起	即将出版		
康托洛维奇不等式——从一道全国高中联赛试题谈起	2013－03	28.00	337
西格尔引理——从一道第 18 届 IMO 试题的解法谈起	即将出版		
罗斯定理——从一道前苏联数学竞赛试题谈起	即将出版		
拉克斯定理和阿廷定理——从一道 IMO 试题的解法谈起	2014－01	58.00	246
毕卡大定理——从一道美国大学数学竞赛试题谈起	2014－07	18.00	350
贝齐尔曲线——从一道全国高中联赛试题谈起	即将出版		
拉格朗日乘子定理——从一道 2005 年全国高中联赛试题的高等数学解法谈起	2015－05	28.00	480
雅可比定理——从一道日本数学奥林匹克试题谈起	2013－04	48.00	249
李天岩－约克定理——从一道波兰数学竞赛试题谈起	2014－06	28.00	349
整系数多项式因式分解的一般方法——从克朗耐克算法谈起	即将出版		
布劳维不动点定理——从一道前苏联数学奥林匹克试题谈起	2014－01	38.00	273
伯恩赛德定理——从一道英国数学奥林匹克试题谈起	即将出版		
布查特－莫斯特定理——从一道上海市初中竞赛试题谈起	即将出版		

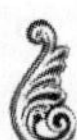

哈尔滨工业大学出版社刘培杰数学工作室已出版(即将出版)图书目录

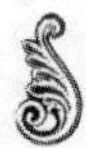

书　名	出版时间	定　价	编号
数论中的同余数问题——从一道普特南竞赛试题谈起	即将出版		
范·德蒙行列式——从一道美国数学奥林匹克试题谈起	即将出版		
中国剩余定理:总数法构建中国历史年表	2015—01	28.00	430
牛顿程序与方程求根——从一道全国高考试题解法谈起	即将出版		
库默尔定理——从一道 IMO 预选试题谈起	即将出版		
卢丁定理——从一道冬令营试题的解法谈起	即将出版		
沃斯滕霍姆定理——从一道 IMO 预选试题谈起	即将出版		
卡尔松不等式——从一道莫斯科数学奥林匹克试题谈起	即将出版		
信息论中的香农熵——从一道近年高考压轴题谈起	即将出版		
约当不等式——从一道希望杯竞赛试题谈起	即将出版		
拉比诺维奇定理	即将出版		
刘维尔定理——从一道《美国数学月刊》征解问题的解法谈起	即将出版		
卡塔兰恒等式与级数求和——从一道 IMO 试题的解法谈起	即将出版		
勒让德猜想与素数分布——从一道爱尔兰竞赛试题谈起	即将出版		
天平称重与信息论——从一道基辅市数学奥林匹克试题谈起	即将出版		
哈密尔顿-凯莱定理:从一道高中数学联赛试题的解法谈起	2014—09	18.00	376
艾思特曼定理——从一道 CMO 试题的解法谈起	即将出版		
一个爱尔特希问题——从一道西德数学奥林匹克试题谈起	即将出版		
有限群中的爱丁格尔问题——从一道北京市初中二年级数学竞赛试题谈起	即将出版		
贝克码与编码理论——从一道全国高中联赛试题谈起	即将出版		
帕斯卡三角形	2014—03	18.00	294
蒲丰投针问题——从 2009 年清华大学的一道自主招生试题谈起	2014—01	38.00	295
斯图姆定理——从一道"华约"自主招生试题的解法谈起	2014—01	18.00	296
许瓦兹引理——从一道加利福尼亚大学伯克利分校数学系博士生试题谈起	2014—08	18.00	297
拉姆塞定理——从王诗宬院士的一个问题谈起	2016—04	48.00	299
坐标法	2013—12	28.00	332
数论三角形	2014—04	38.00	341
毕克定理	2014—07	18.00	352
数林掠影	2014—09	48.00	389
我们周围的概率	2014—10	38.00	390
凸函数最值定理:从一道华约自主招生题的解法谈起	2014—10	28.00	391
易学与数学奥林匹克	2014—10	38.00	392
生物数学趣谈	2015—01	18.00	409
反演	2015—01	28.00	420
因式分解与圆锥曲线	2015—01	18.00	426
轨迹	2015—01	28.00	427
面积原理:从常庚哲命的一道 CMO 试题的积分解法谈起	2015—01	48.00	431
形形色色的不动点定理:从一道 28 届 IMO 试题谈起	2015—01	38.00	439
柯西函数方程:从一道上海交大自主招生的试题谈起	2015—02	28.00	440
三角恒等式	2015—02	28.00	442
无理性判定:从一道 2014 年"北约"自主招生试题谈起	2015—01	38.00	443
数学归纳法	2015—03	18.00	451
极端原理与解题	2015—04	28.00	464
法雷级数	2014—08	18.00	367
摆线族	2015—01	38.00	438
函数方程及其解法	2015—05	38.00	470
含参数的方程和不等式	2012—09	28.00	213
希尔伯特第十问题	2016—01	38.00	543
无穷小量的求和	2016—01	28.00	545
切比雪夫多项式:从一道清华大学金秋营试题谈起	2016—01	38.00	583

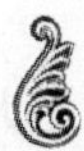

哈尔滨工业大学出版社刘培杰数学工作室已出版(即将出版)图书目录

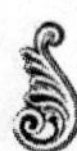

书　　名	出版时间	定　价	编号
泽肯多夫定理	2016－03	38.00	599
代数等式证题法	2016－01	28.00	600
三角等式证题法	2016－01	28.00	601
吴大任教授藏书中的一个因式分解公式:从一道美国数学邀请赛试题的解法谈起	2016－06	28.00	656
中等数学英语阅读文选	2006－12	38.00	13
统计学专业英语	2007－03	28.00	16
统计学专业英语(第二版)	2012－07	48.00	176
统计学专业英语(第三版)	2015－04	68.00	465
幻方和魔方(第一卷)	2012－05	68.00	173
尘封的经典——初等数学经典文献选读(第一卷)	2012－07	48.00	205
尘封的经典——初等数学经典文献选读(第二卷)	2012－07	38.00	206
代换分析:英文	2015－07	38.00	499
实变函数论	2012－06	78.00	181
复变函数论	2015－08	38.00	504
非光滑优化及其变分分析	2014－01	48.00	230
疏散的马尔科夫链	2014－01	58.00	266
马尔科夫过程论基础	2015－01	28.00	433
初等微分拓扑学	2012－07	18.00	182
方程式论	2011－03	38.00	105
初级方程式论	2011－03	28.00	106
Galois 理论	2011－03	18.00	107
古典数学难题与伽罗瓦理论	2012－11	58.00	223
伽罗华与群论	2014－01	28.00	290
代数方程的根式解及伽罗瓦理论	2011－03	28.00	108
代数方程的根式解及伽罗瓦理论(第二版)	2015－01	28.00	423
线性偏微分方程讲义	2011－03	18.00	110
几类微分方程数值方法的研究	2015－05	38.00	485
N 体问题的周期解	2011－03	28.00	111
代数方程式论	2011－05	18.00	121
动力系统的不变量与函数方程	2011－07	48.00	137
基于短语评价的翻译知识获取	2012－02	48.00	168
应用随机过程	2012－04	48.00	187
概率论导引	2012－04	18.00	179
矩阵论(上)	2013－06	58.00	250
矩阵论(下)	2013－06	48.00	251
对称锥互补问题的内点法:理论分析与算法实现	2014－08	68.00	368
抽象代数:方法导引	2013－06	38.00	257
集论	2016－01	48.00	576
多项式理论研究综述	2016－01	38.00	577
函数论	2014－11	78.00	395
反问题的计算方法及应用	2011－11	28.00	147
初等数学研究(Ⅰ)	2008－09	68.00	37
初等数学研究(Ⅱ)(上、下)	2009－05	118.00	46,47
数阵及其应用	2012－02	28.00	164
绝对值方程—折边与组合图形的解析研究	2012－07	48.00	186
代数函数论(上)	2015－07	38.00	494
代数函数论(下)	2015－07	38.00	495
偏微分方程论:法文	2015－10	48.00	533
时标动力学方程的指数型二分性与周期解	2016－04	48.00	606
重刚体绕不动点运动方程的积分法	2016－05	68.00	608
水轮机水力稳定性	2016－05	48.00	620

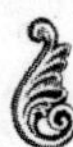

哈尔滨工业大学出版社刘培杰数学工作室已出版(即将出版)图书目录

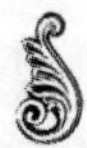

书　　名	出版时间	定　价	编号
趣味初等方程妙题集锦	2014－09	48.00	388
趣味初等数论选美与欣赏	2015－02	48.00	445
耕读笔记(上卷):一位农民数学爱好者的初数探索	2015－04	28.00	459
耕读笔记(中卷):一位农民数学爱好者的初数探索	2015－05	28.00	483
耕读笔记(下卷):一位农民数学爱好者的初数探索	2015－05	28.00	484
几何不等式研究与欣赏.上卷	2016－01	88.00	547
几何不等式研究与欣赏.下卷	2016－01	48.00	552
初等数列研究与欣赏·上	2016－01	48.00	570
初等数列研究与欣赏·下	2016－01	48.00	571
火柴游戏	2016－05	38.00	612
异曲同工	即将出版		613
智力解谜	即将出版		614
故事智力	即将出版		615
名人们喜欢的智力问题	即将出版		616
数学大师的发现、创造与失误	即将出版		617
数学的味道	即将出版		618
数贝偶拾——高考数学题研究	2014－04	28.00	274
数贝偶拾——初等数学研究	2014－04	38.00	275
数贝偶拾——奥数题研究	2014－04	48.00	276
集合、函数与方程	2014－01	28.00	300
数列与不等式	2014－01	38.00	301
三角与平面向量	2014－01	28.00	302
平面解析几何	2014－01	38.00	303
立体几何与组合	2014－01	28.00	304
极限与导数、数学归纳法	2014－01	38.00	305
趣味数学	2014－03	28.00	306
教材教法	2014－04	68.00	307
自主招生	2014－05	58.00	308
高考压轴题(上)	2015－01	48.00	309
高考压轴题(下)	2014－10	68.00	310
从费马到怀尔斯——费马大定理的历史	2013－10	198.00	Ⅰ
从庞加莱到佩雷尔曼——庞加莱猜想的历史	2013－10	298.00	Ⅱ
从切比雪夫到爱尔特希(上)——素数定理的初等证明	2013－07	48.00	Ⅲ
从切比雪夫到爱尔特希(下)——素数定理100年	2012－12	98.00	Ⅲ
从高斯到盖尔方特——二次域的高斯猜想	2013－10	198.00	Ⅳ
从库默尔到朗兰兹——朗兰兹猜想的历史	2014－01	98.00	Ⅴ
从比勃巴赫到德布朗斯——比勃巴赫猜想的历史	2014－02	298.00	Ⅵ
从麦比乌斯到陈省身——麦比乌斯变换与麦比乌斯带	2014－02	298.00	Ⅶ
从布尔到豪斯道夫——布尔方程与格论漫谈	2013－10	198.00	Ⅷ
从开普勒到阿诺德——三体问题的历史	2014－05	298.00	Ⅸ
从华林到华罗庚——华林问题的历史	2013－10	298.00	Ⅹ

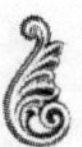

哈尔滨工业大学出版社刘培杰数学工作室 已出版(即将出版)图书目录

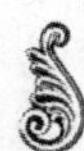

书　　名	出版时间	定　价	编号
吴振奎高等数学解题真经(概率统计卷)	2012－01	38.00	149
吴振奎高等数学解题真经(微积分卷)	2012－01	68.00	150
吴振奎高等数学解题真经(线性代数卷)	2012－01	58.00	151
钱昌本教你快乐学数学(上)	2011－12	48.00	155
钱昌本教你快乐学数学(下)	2012－03	58.00	171
高等数学解题全攻略(上卷)	2013－06	58.00	252
高等数学解题全攻略(下卷)	2013－06	58.00	253
高等数学复习纲要	2014－01	18.00	384
三角函数	2014－01	38.00	311
不等式	2014－01	38.00	312
数列	2014－01	38.00	313
方程	2014－01	28.00	314
排列和组合	2014－01	28.00	315
极限与导数	2014－01	28.00	316
向量	2014－09	38.00	317
复数及其应用	2014－08	28.00	318
函数	2014－01	38.00	319
集合	即将出版		320
直线与平面	2014－01	28.00	321
立体几何	2014－04	28.00	322
解三角形	即将出版		323
直线与圆	2014－01	28.00	324
圆锥曲线	2014－01	38.00	325
解题通法(一)	2014－07	38.00	326
解题通法(二)	2014－07	38.00	327
解题通法(三)	2014－05	38.00	328
概率与统计	2014－01	28.00	329
信息迁移与算法	即将出版		330
三角函数(第2版)	即将出版		627
向量(第2版)	即将出版		628
立体几何(第2版)	2016－04	38.00	630
直线与圆(第2版)	即将出版		632
圆锥曲线(第2版)	即将出版		633
极限与导数(第2版)	2016－04	38.00	636
美国高中数学竞赛五十讲.第1卷(英文)	2014－08	28.00	357
美国高中数学竞赛五十讲.第2卷(英文)	2014－08	28.00	358
美国高中数学竞赛五十讲.第3卷(英文)	2014－09	28.00	359
美国高中数学竞赛五十讲.第4卷(英文)	2014－09	28.00	360
美国高中数学竞赛五十讲.第5卷(英文)	2014－10	28.00	361
美国高中数学竞赛五十讲.第6卷(英文)	2014－11	28.00	362
美国高中数学竞赛五十讲.第7卷(英文)	2014－12	28.00	363
美国高中数学竞赛五十讲.第8卷(英文)	2015－01	28.00	364
美国高中数学竞赛五十讲.第9卷(英文)	2015－01	28.00	365
美国高中数学竞赛五十讲.第10卷(英文)	2015－02	38.00	366

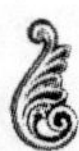

哈尔滨工业大学出版社刘培杰数学工作室已出版(即将出版)图书目录

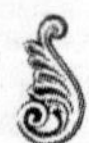

书　　名	出版时间	定　价	编号
IMO 50 年. 第 1 卷(1959－1963)	2014－11	28.00	377
IMO 50 年. 第 2 卷(1964－1968)	2014－11	28.00	378
IMO 50 年. 第 3 卷(1969－1973)	2014－09	28.00	379
IMO 50 年. 第 4 卷(1974－1978)	2016－04	38.00	380
IMO 50 年. 第 5 卷(1979－1984)	2015－04	38.00	381
IMO 50 年. 第 6 卷(1985－1989)	2015－04	58.00	382
IMO 50 年. 第 7 卷(1990－1994)	2016－01	48.00	383
IMO 50 年. 第 8 卷(1995－1999)	2016－06	38.00	384
IMO 50 年. 第 9 卷(2000－2004)	2015－04	58.00	385
IMO 50 年. 第 10 卷(2005－2009)	2016－01	48.00	386
IMO 50 年. 第 11 卷(2010－2015)	即将出版		646
历届美国大学生数学竞赛试题集. 第一卷(1938—1949)	2015－01	28.00	397
历届美国大学生数学竞赛试题集. 第二卷(1950—1959)	2015－01	28.00	398
历届美国大学生数学竞赛试题集. 第三卷(1960—1969)	2015－01	28.00	399
历届美国大学生数学竞赛试题集. 第四卷(1970—1979)	2015－01	18.00	400
历届美国大学生数学竞赛试题集. 第五卷(1980—1989)	2015－01	28.00	401
历届美国大学生数学竞赛试题集. 第六卷(1990—1999)	2015－01	28.00	402
历届美国大学生数学竞赛试题集. 第七卷(2000—2009)	2015－08	18.00	403
历届美国大学生数学竞赛试题集. 第八卷(2010—2012)	2015－01	18.00	404
新课标高考数学创新题解题诀窍:总论	2014－09	28.00	372
新课标高考数学创新题解题诀窍:必修 1～5 分册	2014－08	38.00	373
新课标高考数学创新题解题诀窍:选修 2－1,2－2,1－1,1－2分册	2014－09	38.00	374
新课标高考数学创新题解题诀窍:选修 2－3,4－4,4－5 分册	2014－09	18.00	375
全国重点大学自主招生英文数学试题全攻略:词汇卷	2015－07	48.00	410
全国重点大学自主招生英文数学试题全攻略:概念卷	2015－01	28.00	411
全国重点大学自主招生英文数学试题全攻略:文章选读卷(上)	即将出版		412
全国重点大学自主招生英文数学试题全攻略:文章选读卷(下)	即将出版		413
全国重点大学自主招生英文数学试题全攻略:试题卷	2015－07	38.00	414
全国重点大学自主招生英文数学试题全攻略:名著欣赏卷	即将出版		415
数学物理大百科全书. 第 1 卷	2016－01	418.00	508
数学物理大百科全书. 第 2 卷	2016－01	408.00	509
数学物理大百科全书. 第 3 卷	2016－01	396.00	510
数学物理大百科全书. 第 4 卷	2016－01	408.00	511
数学物理大百科全书. 第 5 卷	2016－01	368.00	512
劳埃德数学趣题大全. 题目卷. 1:英文	2016－01	18.00	516
劳埃德数学趣题大全. 题目卷. 2:英文	2016－01	18.00	517
劳埃德数学趣题大全. 题目卷. 3:英文	2016－01	18.00	518
劳埃德数学趣题大全. 题目卷. 4:英文	2016－01	18.00	519
劳埃德数学趣题大全. 题目卷. 5:英文	2016－01	18.00	520
劳埃德数学趣题大全. 答案卷:英文	2016－01	18.00	521

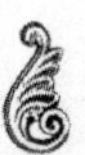

哈尔滨工业大学出版社刘培杰数学工作室 已出版(即将出版)图书目录

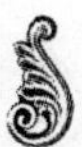

书　　名	出版时间	定　价	编号
李成章教练奥数笔记.第1卷	2016－01	48.00	522
李成章教练奥数笔记.第2卷	2016－01	48.00	523
李成章教练奥数笔记.第3卷	2016－01	38.00	524
李成章教练奥数笔记.第4卷	2016－01	38.00	525
李成章教练奥数笔记.第5卷	2016－01	38.00	526
李成章教练奥数笔记.第6卷	2016－01	38.00	527
李成章教练奥数笔记.第7卷	2016－01	38.00	528
李成章教练奥数笔记.第8卷	2016－01	48.00	529
李成章教练奥数笔记.第9卷	2016－01	28.00	530
zeta 函数,q-zeta 函数,相伴级数与积分	2015－08	88.00	513
微分形式:理论与练习	2015－08	58.00	514
离散与微分包含的逼近和优化	2015－08	58.00	515
艾伦・图灵:他的工作与影响	2016－01	98.00	560
测度理论概率导论,第2版	2016－01	88.00	561
带有潜在故障恢复系统的半马尔柯夫模型控制	2016－01	98.00	562
数学分析原理	2016－01	88.00	563
随机偏微分方程的有效动力学	2016－01	88.00	564
图的谱半径	2016－01	58.00	565
量子机器学习中数据挖掘的量子计算方法	2016－01	98.00	566
量子物理的非常规方法	2016－01	118.00	567
运输过程的统一非局部理论:广义波尔兹曼物理动力学,第2版	2016－01	198.00	568
量子力学与经典力学之间的联系在原子、分子及电动力学系统建模中的应用	2016－01	58.00	569
第19～23届"希望杯"全国数学邀请赛试题审题要津详细评注(初一版)	2014－03	28.00	333
第19～23届"希望杯"全国数学邀请赛试题审题要津详细评注(初二、初三版)	2014－03	38.00	334
第19～23届"希望杯"全国数学邀请赛试题审题要津详细评注(高一版)	2014－03	28.00	335
第19～23届"希望杯"全国数学邀请赛试题审题要津详细评注(高二版)	2014－03	38.00	336
第19～25届"希望杯"全国数学邀请赛试题审题要津详细评注(初一版)	2015－01	38.00	416
第19～25届"希望杯"全国数学邀请赛试题审题要津详细评注(初二、初三版)	2015－01	58.00	417
第19～25届"希望杯"全国数学邀请赛试题审题要津详细评注(高一版)	2015－01	48.00	418
第19～25届"希望杯"全国数学邀请赛试题审题要津详细评注(高二版)	2015－01	48.00	419
闵嗣鹤文集	2011－03	98.00	102
吴从炘数学活动三十年(1951～1980)	2010－07	99.00	32
吴从炘数学活动又三十年(1981～2010)	2015－07	98.00	491
物理奥林匹克竞赛大题典——力学卷	2014－11	48.00	405
物理奥林匹克竞赛大题典——热学卷	2014－04	28.00	339
物理奥林匹克竞赛大题典——电磁学卷	2015－07	48.00	406
物理奥林匹克竞赛大题典——光学与近代物理卷	2014－06	28.00	345
历届中国东南地区数学奥林匹克试题集(2004～2012)	2014－06	18.00	346
历届中国西部地区数学奥林匹克试题集(2001～2012)	2014－07	18.00	347
历届中国女子数学奥林匹克试题集(2002～2012)	2014－08	18.00	348

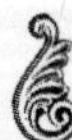

哈尔滨工业大学出版社刘培杰数学工作室
已出版(即将出版)图书目录

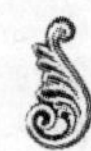

书　名	出版时间	定　价	编号
数学奥林匹克在中国	2014－06	98.00	344
数学奥林匹克问题集	2014－01	38.00	267
数学奥林匹克不等式散论	2010－06	38.00	124
数学奥林匹克不等式欣赏	2011－09	38.00	138
数学奥林匹克超级题库(初中卷上)	2010－01	58.00	66
数学奥林匹克不等式证明方法和技巧(上、下)	2011－08	158.00	134,135

联系地址:哈尔滨市南岗区复华四道街10号　哈尔滨工业大学出版社刘培杰数学工作室

网　　址:http://lpj.hit.edu.cn/

邮　　编:150006

联系电话:0451－86281378　　13904613167

E-mail:lpj1378@163.com